U0221465

The Frith Prescribing Guidelines
for People with
Intellectual Disability
(Third Edition)

弗里斯智力障碍处方指南
（第 3 版）

著　者　［英］萨比亚萨奇・鲍米克（Sabyasachi Bhaumik）

　　　　［英］大卫・布兰福德（David Branford）

　　　　［英］玛丽・巴雷特（Mary Barrett）

　　　　［英］萨蒂什・库马尔・甘加德兰（Satheesh Kumar Gangadharan）

主　译　王　瑾　王春晖

WILEY

C'S K 湖南科学技术出版社・长沙

国 家 一 级 出 版 社　全 国 百 佳 图 书 出 版 单 位

译者委员会

主　译　王　瑾　王春晖
副主译　袁家鹏　唐伟众　杨　涛　吴　东　张春艳

译　者（按姓氏笔画排序）

马　平　山东中医药大学
王春晖　山东中医药大学
王　瑾　山东中医药大学
杨　涛　山东省戴庄医院
吴　东　山东省泰安荣军医院
张春艳　单县精神康复医院
袁家鹏　宜昌市优抚医院
唐伟众　山东伟众康复医疗中心

序

　　智力障碍精神病学是最复杂、最具启发性和挑战性的（在多个方面）精神病学专业之一。该特性是身体与精神症状之间最为密切和复杂的相互作用的最佳表现。这种相互作用会带来诊断与治疗方面的挑战。由于智力障碍患者终生都需要接受治疗，医疗工作者在医学干预和心理与社会干预相结合方面也面临着严峻的挑战。

　　如何正确使用药物是一项考验，但如何选择正确的药物剂量对于在该领域工作的临床医师来说是一个更大的挑战。鉴于生理和心理健康之间复杂的相互作用，以及智力障碍和精神疾病之间的关系，医师在开处方时必须特别谨慎，同时还要注意药物的不良反应。

　　第 3 版（第 1 版是在 10 年前出版的）将会大受欢迎。本书章节涵盖了所有类型的精神疾病。难得的是，其中还包括经常被忽视的性别相关的疾病。

　　编者们为获悉准确的药物和剂量付出了巨大的努力，确保患者使用正确的处方药物剂量，并且目前研究表明，患者得到了最佳的治疗。这本书现在是第 3 版，这本身就体现了其高质量与读者对它的需求。

　　祝贺编者们出版了这样一本优秀的著作，感谢他们为确保智障和精神障碍患者获得最佳的治疗而持续付出的努力和精力。

迪尼斯·布格拉（Dinesh Bhugra）
伦敦国王学院精神病学研究所教授
世界精神病学协会主席（2014—2017 年）

前　言

据我们所知，这是《弗里斯智力障碍处方指南》的第3版，也是英国唯一专门针对智障人士的处方指南。自2005年第1版出版以来，关于该疾病的基础性科学研究逐步加强；2008年的第2版汇集了研究成果，同时对那些仍然缺乏科学研究的领域保留了一致意见。第3版建立在以前版本的基础上，并且试图探讨在智力障碍精神病学的临床实践中长期遇到的各种复杂情况。因此，编者们决定在第3版中加入案例，旨在阐述科学研究在临床中的应用，呈现出临床实践的复杂性，供读者进一步讨论和思考。讨论案例研究的答案可在第二十章找到。我们希望这一版本能达到预期效果，欢迎读者对本书提出宝贵意见，以便在未来的版本中改进。

萨比亚萨奇·鲍米克（Sabyasachi Bhaumik）

大卫·布兰福德（David Branford）

玛丽·巴雷特（Mary Barrett）

萨蒂什·库马尔·甘加德兰（Satheesh Kumar Gangadharan）

致　谢

对于在《弗里斯智力障碍处方指南》第 3 版编写过程中付出时间和精力的所有专家们，我们表示感谢。

特别感谢伦敦国王学院迪尼斯·布格拉（Dinesh Bhugra）教授为本书作序。同样感谢为本书撰写序言的埃尔斯佩恩·布兰得利（Elspeth Bradley）博士（萨里中心首席精神病学家，加拿大多伦多大学精神科副教授），感谢她的建议和支持，为本书提供了国际视野。

这里列出了第 3 版每一章的主要编者。没有他们，这本书就不可能出版。同样也要感谢来自全国各地的多位同行为本指南提供的意见和建议。

第一章　智力障碍　David Branford and Sabyasachi Bhaumik

第二章　临床用药　David Branford and Sabyasachi Bhaumik

第三章　身体与健康监测　David Branford and Sabyasachi Bhaumik

第四章　癫痫　Reza Kiani and David Branford

第五章　痴呆症　Satheesh Kumar Gangadharan and Amala Jovia Maria Jesu

第六章　饮食困难　Jenny Worsfold, Nicky Calow and David Branford

第七章　睡眠障碍　Reza Kiani and David Bramble

第八章　女性健康问题　Nyunt Nyunt Tin and Julia Middleton

第九章　性障碍　John Devapriam, Pancho Ghatak, Sabyasachi Bhaumik, David Branford, Mary Barrett and Sayeed Khan

第十章　孤独症谱系障碍　Mary Barrett and Elspeth Bradley

第十一章　注意缺陷多动障碍　Karen Bretherton

第十二章　攻击行为　David Branford and Sabyasachi Bhaumik

第十三章　自伤行为　Asit Biswas and Sabyasachi Bhaumik

第十四章　焦虑症　Avinash Hiremath, Sabyasachi Bhaumik and Khalid Nawab

感谢过往版本的所有编者，该版本是在此基础上产生的。特别感谢艾格尼斯·豪克（Agnes Hauck）博士、桑由吉塔·纳德卡尔尼（Sanyogita Nadkarni）博士、乔安娜·M·沃特森（Joanna M Watson）博士、拉玛塔·巴拉·拉朱（Lammata Bala Raju）博士、蒂姆·贝茨（Tim Betts）博士、舒米特罗·德布（Shoumitro Deb）教授、西西尔·马宇达（Sisir Majumdar）博士、阿米塔瓦·达斯·吉普塔（Amitava Das Gupta）博士、克莉丝汀·帕奇蒂（Christine Pacitti）女士、盖纳·沃德（Gaynor Ward）女士、雷切尔·沃尔什（Rachel Walsh）女士和艾莉森·麦金农（Alison MacKinnon）女士。

目　录

第一章 智力障碍

David Branford[1] & Sabyasachi Bhaumik[2, 3]

[1]*English Pharmacy Board，Royal Pharmaceutical Society，London，UK*

[2]*Leicestershire Partnership NHS Trust，Leicester，UK*

[3]*Department of Health Sciences，University of Leicester，Leicester，UK*

> 无论用什么词来描述这种疾病，它最终都会被视为一种侮辱。
>
> 维基百科

  长期以来，有很多术语用于描述我们现在称为智力障碍（intellectual disability，ID）的疾病。维基百科记录了术语的演变，其中包括"智力迟钝"（美国）和"智力障碍"（英国），从一个贬义词逐渐转变为正常词语的过程。

  对于 ID 的概念，人们有一个普遍的共识。经全美广泛探讨后，ID 的定义需要 3 个标准 [卢卡松（Luckasson）等，1992]。《精神障碍诊断与统计手册（第 5 版）》（*Diagnostic and Statistical Manual of Mental Disorders，5th Edition，DSM-5*）中收录了这些标准并加以完善。

美国精神病学协会（The American Psychiatric Association，APA）对于智力障碍的诊断标准（DSM-5 标准）如下：

- 一般心智能力的缺陷。
- 个人年龄和社会文化方面出现的适应性功能障碍，可能包括沟通、社交技能、个人独立性及学习或工作能力。
- 所有的症状必须在发育期出现。

可根据适应性功能障碍的严重程度将其分为轻度、中度和重度。

  严重的智力障碍通常定义为智商（intelligence quotient，IQ）低于一般人群平均值（初始值为 100）超过 2 个标准差。这意味着患者在公认的智商测试中，智商低于 70。人群中 2% 的人智商低于这个水平。通常采用知名量表来检测严重的社会功能缺陷，如文兰适应行为量表（Vineland Adaptive Behavior Scales，VABS）或适应行为评估系统（Adaptive Behavior Assessment System，

ABAS Ⅱ）。这些量表可以评估一个人沟通能力、日常生活技能和社交能力，文兰适应行为量表还可以评估运动技能。

"ID"一词在本文中与学习障碍（目前在英国临床实践中常用的术语）、智力迟钝［在国际疾病分类第 10 版（International Classification of Diseases 10th Edition，ICD-10）和 DSM-Ⅳ中使用］和智力障碍（1994 年以前在英国使用）同义。之所以决定使用 ID，是因为 ID 是目前国际读者最广泛认可和接受的术语。

ICD 的第 11 次修订版正在进行中，世界卫生组织已经成立了几个工作组，参与到第 11 次修订版的测试版阶段工作中。在这个阶段，提案的内容是将这种疾病的名称从"智力迟钝"改为"智力发展障碍"。

"学习困难"一词最初由沃诺克委员会提出，其范畴比 ID 更广泛。学习困难是在英国的教育系统中使用的术语，包括说话和语言障碍，由感官障碍、身体残疾、医疗问题或行为困难引起的学习问题，以及特定的学习问题，如阅读障碍。ID 与智力和适应性功能的整体损害相关，采用智力标准进行评估；而学习困难根据教育标准评估。后者的衡量标准主要是学习成绩（而不是学习过程本身），如记忆、阅读、数数和解决问题。据估计，大约 1/5 的孩子在人生中的某个时期有学习困难，1/6 的孩子始终都有学习困难。对于有 ID 和学习困难的成年人，本书不做进一步的讨论。

一、患病率

ID 患者的患病率取决于 ID 定义中智商的临界值（表 1-1）和测量方法。对整个人群进行筛查往往比只针对已知人群的调查所发现的患病率更高（大约每 1 000 人中有 6 例），即行政患病率。据估计，患病率正在以每年 1% 的速度增长。

表 1-1　ID 在英国的行政患病率

ID 患者的严重性	智商	每 1 000 人的患病率
轻微	50 ～ 69	30
中等	35 ～ 49	3
严重	20 ～ 34	3
极严重	< 20	0.5

二、病因学

生物因素、环境因素和社会因素可能导致 ID 的出现。其中可能涉及各种复杂的病因过程，尚未完全明确。67% ~ 75% 的 ID 患者，其发病原因中存在生物因素，其中大多数在出生前就进行了手术（表 1-2）。两种最常见的遗传病因是唐氏综合征和脆性 X 染色体综合征。1/3 的 ID 患者无法做出初步诊断。

表 1-2　引起 ID 的生物因素

起源时期	疾病性质	常见案例
产前时期	**遗传紊乱**	
	染色体畸变	唐氏综合征（21- 三体综合征）
	单基因突变	结节性硬化症
	微缺失	苯丙酮尿症
		黏多糖贮积症、脆性 X 染色体综合征
		普拉德－威利综合征、威廉姆斯综合征
	先天畸形	
	中枢神经系统畸形	神经管缺陷
	多发性畸形综合征	阿姆斯特丹型侏儒征
	接触性疾病	
	母体感染	先天性风疹、HIV
	致畸剂	胎儿酒精综合征
	毒血症、胎盘功能不全	早产
	严重营养不良	宫内发育迟缓
	创伤	物理性损伤
	医源性	辐射、药物
围生期	感染	TORCH 感染：弓形虫、乙型病毒性肝
	分娩	炎、梅毒、带状疱疹、风疹、巨细胞病毒、
	其他原因	单纯疱疹感染
		缺氧性脑损伤
		高胆红素血症
产后时期	感染	脑炎
	代谢	低血糖
	内分泌	甲状腺功能减退（呆小病）
	脑血管	血栓栓塞现象
	毒素	铅中毒
	创伤	头部损伤
	肿瘤	脑膜瘤、颅咽管瘤
	社会心理因素	刺激不足
任何时期	无迹可寻或未知因素	

注：人类免疫缺陷病毒（human immunodeficiency virus，HIV）；
　　TORCH 感染（toxoplasma, rubella virus, cytomegalo virus, herpes simplex virus, others infections, TORCH infections）。

三、ID 患者的健康需求有多普遍

> · ID 患者比一般人有更多的健康问题。
> · ID 患者预期寿命较短，与一般人群相比早死的风险增加。
> · 中度至重度 ID 患者的死亡率是普通人群的 3 倍，其中年轻人、妇女和唐氏综合征患者的死亡率尤其高。
> · 在儿童 ID 患者中，精神疾病的患病率为 36%，而未患 ID 的儿童患病率为 8%。
> · 与一般人群相比，成年 ID 患者的精神疾病患病率也明显更高。
> · 大约 50% 的成年患者有严重的精神或行为问题，需要专家的帮助。
> · 25% 的成年 ID 患者有活动性癫痫，至少 33% 的患者有感觉障碍，约 40% 的患者伴有严重的肢体残疾和大小便失禁。
> · 50% ~ 90% 的 ID 患者有沟通障碍，缺乏有效沟通使他们在获取所需的医疗资源时更加困难。

这一人群的基本健康需求往往被忽视，得不到满足。一些研究报告中强调"善待我！""冷漠致死"（智障人士协会）和"平等待遇：缩小差距"（DRC）。有时，对 ID 患者的冷漠让全国民众感到愤怒，比如英国布里斯托尔附近的温特伯恩·维尤（Winterbourne View）虐待 ID 患者事件，该机构被关闭，一些工作人员被起诉。

四、ID 患者的精神和行为问题是如何产生的

ID 患者的精神和行为问题的诊断和治疗的方法不同于一般人群。虽然有一些指南可以指导医师们对普通人群的心理健康问题进行药物治疗，但《弗里斯智力障碍处方指南》是第一本解决成年 ID 患者心理健康药物治疗等相关问题的临床指南。

成年 ID 患者的精神和行为问题通常与一般人群的表现不同。这些症状可能被错误地归因于 ID 本身，这种现象被称为诊断掩盖（diagnostic overshadowing）。此外，身体潜在症状或对环境变化的反应可能会掩盖其他精神障碍的症状。ID 患者的沟通困难会进一步加剧诊断上的困难。此外，许多疾病缺乏合适的诊断标准或仪器。

五、在 ID 患者中进行药物治疗的证据基础是什么

在 ID 精神病学中，使用精神药物的证据基础极其有限。很少有设计良好的随机对照试验（randomized controlled trial，RCT）。成年 ID 患者经常有其他的健康问题，导致他们被排除在研究之外。英国国立临床规范研究所（National

Institute for Clinical Excellence，NICE）尚未制定专门针对 ID 患者的指南。由德布（Deb）等人（2006）与智障人协会和英国皇家精神科医学院合作出版的一本临床指南，其内容仅限于行为问题的药物治疗。在国家对温特伯恩·维尤事件处理之后，人们正在等待对 ID 患者进一步的指导意见。

由于缺乏证据，目前大量的精神药物用于治疗挑战性行为，而这些症状并非药物的适应证。这类挑战行为可能与潜在的精神健康问题有关，也可能与其无关。例如，23% 的 ID 患者因行为失常而服用抗精神病药。造成这种情况的原因有很多，包括：

（1）精神科医师 / 看护者面临立即解决问题的压力。

（2）可用于改变环境的资源有限。

（3）家庭中缺乏受过相关培训的工作人员。

（4）缺少精神病学专家。

（5）缺乏临床心理学家、专家、临床药剂师和言语治疗师的参与。

即使采用了最佳的资源和专业意见，一些行为问题仍然没有改变，对个人和其他人造成严重的风险。在某些情况下，使用精神药物使相关问题产生了显著的缓解，例如，使用低剂量的利培酮治疗孤独症谱系障碍患者，可以减少刻板印象和不良行为。在某些情况下，药物可以使升高的觉醒水平降低，使患者能够接受其他治疗方法。尽管如此，临床医师在非适应证状况下使用精神药物容易受到"业务不道德"的批评，而且在缺乏足够资源的情况下，有观点认为这一举措是对行为障碍采取了"化学束缚"，因而对其强烈反对。

六、ID 患者的药代动力学和药效学问题

尽管有证据表明，ID 患者对药物的代谢可能与一般人群不同，但这一观点尚未得到证实。在 ID 患者中，身高和生理功能的变化比普通人群更大。这些因素可能导致不同的电解质和血常规数值，不同的分布容量和不同的肝肾容量。这些反过来可能会影响药代动力学和药效。大脑损伤或大脑结构改变会导致 ID，而这一特性可能会导致：

（1）对药物敏感性的变化。

（2）药效产生变化。

（3）难以确定最佳剂量。

实例研究表明，ID 患者比一般人群有更多的药物不良反应，但这一点仍未得到证实。研究显示，结果无法定论，可能是沟通问题和报告困难导致。在过去，人们普遍担心典型抗精神病药的使用，因为它们有导致长期不可逆性运动障碍的倾向，其被称为迟发性运动障碍。然而，迟发性运动障碍患病率的研究显示，长期使用抗精神病药后会导致不同的后果。同样地，现在也有人关注新

的非典型抗精神病药及其与体重增加、糖尿病和代谢综合征的不良反应之间的关系。同样，ID 患者是否面临更大的风险，目前尚未清楚（见第二章）。

也有一些特定的药物对成年 ID 患者比普通成年人产生更大的益处或危害。例如，用于滴剂、滴眼剂、泻药或激素替代疗法的抗胆碱药。然而，多重健康问题和随之而来的多重药物的使用使 ID 患者发生药物不良反应和药物相互作用的风险增加。

七、为什么出版这本指南

已有一些关于精神药物使用一般原则的指南出版。其中包括《国际共识手册》(International Consensus Handbook)（美国）、《精神发育迟缓患者的精神和行为问题治疗专家共识指南》(Expert Consensus Guideline for the Treatment of Psychiatric and Behavioural Problems in Mental Retardation)（美国），以及关于药物治疗行为问题的指南（英国），这些指南将在第二章中讨论。

这本《弗里斯智力障碍处方指南》是为了应对临床医师所面临的临床挑战而编写的。其目的是使 ID 治疗的临床实践标准化，从特殊处方转向基于证据和专家意见的共识方法。然而，每个 ID 患者的治疗都是独一无二的，在临床方法使用上可能有相当大的差异。因此，这本书只是作为指南，而不是医疗方案。

该指南是在对当前证据基础进行彻底检查后编写的，并经过了国家临床中心医师的一系列同行评议。评议小组包括来自伦敦和东南部泰晤士卫生区的代表，来自西米德兰兹郡和特伦特郡的代表，来自诺福克的医疗合作伙伴，来自伯明翰大学学术中心和西米德兰兹郡神经病学服务中心的代表。本书已尽可能地纳入了相关领域的现行 NICE 指南，包括针对痴呆、双相情感障碍和精神分裂症的指南，并对有关 ID 患者的部分进行了修改。

尽管指南会定期修订，但随着药理学的快速发展和 NICE 指南的持续出版，建议读者随时了解最新动态，并根据不同版本之间的差异相应调整指南。本指南不应单独使用，而应作为一套整体护理的一部分，其中包括非药物治疗方法，如心理学建议、社区支持、潜在身体问题的治疗和个人环境和社会问题的处理。临床改进的真正核心在于对所涉及的问题的全面理解，对患者的同情和与护理者保持融洽关系，以及彻底的临床评估。正是这些因素，而不是严格遵守方案或指南，决定了任何治疗的成功与否。

八、ID 患者治疗的关键问题

（一）沟通

ID 患者的沟通困难会使临床医师更难以确定其药物治疗的效果和不良反应。当患者独立生活时，沟通服药的必要性和服药说明是至关重要的。简单的书面或图片说明有助于患者理解并遵守服药规则。谨慎的做法是确保临床支持到位，监测药物的服用情况，并在必要时监测患者的血液水平。当患者由他人照顾时，护理人员了解药物的目的、应该如何给药及哪些参数需要监测是很重要的。当提到癫痫和其他复杂现象的相关信息时，应该使用明确的简单语言，而不是医学术语。

（二）同意

在开始治疗前应获得患者的明确同意。这与英国医学总会（General Medical Council，GMC）的指导准则一致。明示同意通常指口头或书面表达的同意；但如果一个人不能说话或写，也可采用其他形式的交流。

如果某人的许可是合法有效和专业认同的，他们必须：①能够做出特定决定（有能力）。②出于自愿。③提供足够的信息（以其能够理解的形式），以便其做出决定。

对于成年 ID 患者来说，获得许可通常是一个随着时间推移的过程，而不是一个"一次性"的努力过程。《心智能力法》（Mental Capacity Act）（英国）明确规定，除非有否定的证据，应假定任何人都有能力表示同意。在采取合理的措施提高他 / 她的决策能力前，不能认为这个人是缺乏能力。对于患有 ID 的人，应特别注意：①沟通方式（特别是沟通工具的使用）。②提供信息的环境。③此人对提供信息的人的熟悉程度。④信息提供的速度。

一般来说，无能力是指一个人由于精神能力受损，无法就有关事项自行做出决定或传达该决定。没有人能代表一个缺乏行为能力的成年人表示同意。评估成年患者为自身治疗做决策的能力是《心智能力法》指导临床判断的关键。任何提出治疗患者的专业人员都有责任判断患者是否有能力给予有效的同意。临床医师有责任简单地描述患者治疗的性质、建议治疗的收益与风险，以及主要的替代方案。

九、证明一个人的能力

一个人应该能够：①用简单的语言理解医疗是什么，它的目的和性质，以及提出的原因。②了解其主要收益、风险和选择。③从广义上理解不接受建议治疗的后果。④长时间地记住这些信息，以便做出有效的决策。⑤权衡这些信息，做出自由的选择。⑥表达自己的决定。

注意：所有对患者能力的评估都应该记录在其病历中。

在未经患者同意的情况下，某些形式的治疗是合法的。如果存在下述情况，必要性的概念允许临床医师在未经获得同意的情况下提供治疗：①当与患者无法沟通时，就有必要采取治疗动作。②所采取的治疗是一个理性的人会在所有情况下都会采取的，符合患者最大利益的治疗。

临床医师不仅可以在明显符合患者的最佳利益的情况下对丧失行为能力的患者进行治疗，而且这也是普通法规定的义务。

在日常的临床实践中，对缺乏能力的成年人采取的治疗决策应遵循最佳利益原则。在《心智能力法》中对最佳利益决策有明确的指导意见。关键原则是：①该患者仍然是决策过程中的中心人物，并尽可能多地参与其中。②需要咨询父母、护理人员和其他接近患者的人，以了解患者的偏好、选择，确定最佳方案。③需要考虑到对患者的权利和自由限制最小的选择。④当患者被归为"无朋友"（除了专业人员 / 付费护理人员没有人为他们说话）时，关于重要治疗或改变住宿的决定，需要独立心智工作者（independent mental capacity advocate，IMCA）的参与。⑤对于更重大或有争议的治疗决定，可以寻求新成立的保护法院的干预。

关于患者同意能力的深入讨论超出了该指南的范围，我们建议遵循《心智能力法》及其相关的行为守则。

根据 1983 年《精神卫生法》（英国）的规定，为评估、治疗或其他目的而拘留精神患者的原则和程序与一般民众相同。其他相关的细节超出了本指南的范围。

参考文献

1. Deb S, Clarke D, Unwin G (2006) Using medication to manage behaviour problems among adults with a learning disability: quick reference guide (QRG). London: University of Birmingham, MENCAP, The Royal College of Psychiatrists.

2. Luckasson R, Coulter DL, Polloway EA, et al. (1992) Mental retardation: definition, classification, and systems of supports (9th ed.). Washington, DC: American Association on Mental Retardation.

延伸阅读

1. American Psychiatric Association (2013) Diagnostic and statistical manual of mental disorders (5th ed.). Arlington, VA: American Psychiatric Publishing.

2. Cooper SA, Smiley E, Morrison J, Williamson A, Allan L (2007) Mental ill-health in adults with intellectual disabilities: prevalence and associated factors. British Journal of Psychiatry 190:27–35.

3. Department for Constitutional Affairs (DCA) (2007) Mental Capacity Act 2005, Code of Practice. London: DCA, The Stationery Office. http://www.direct.gov.uk/prod_consum_dg/groups/dg_digitalassets/@dg/@en/@disabled/documents/digitalasset/dg_186484.pdf (accessed 6 January 2015).

4. Department of Health (2009) Reference guide to consent for examination or treatment (2nd ed.). London: Crown. www.dh.gov.uk/publications (accessed 6 January 2015).

5. Department of Health (2012) DH Winterbourne view review. Concordat: programme of action. https://

www.gov.uk/government/uploads/system/uploads/attachment_data/file/213217/Concordat.pdf (accessed 6 January 2015).

6. Department of Health, Social Services and Public Safety, Northern Ireland (2003) Seeking consent: working with people with learning disabilities. http://www.dhsspsni.gov.uk/consentguidepart4. pdf (accessed 6 January 2015).

7. Foundation for People with Learning Disabilities (n.d.) Learning disability a–z. http://www. learningdisabilities.org.uk/help-information/learning-disability-a-z (accessed 6 January 2015).

8. General Medical Council (n.d.) Consent guidance: patients and doctors making decisions together. http:// www.gmc-uk.org/guidance/ethical_guidance/consent_guidance_index.asp (accessed 6 January 2015).

9. McGrother CW, Thorp CF, Taub N, Machado O (2001) Prevalence, disability and need in adults with severe learning disability. Tizard Learning Disability Review 6:4–13.

10. MENCAP (2007) Death by indifference. London: MENCAP.

11. Office of the Public Guardian. Mental Capacity Act: making decisions. http://www.justice.gov.uk/ protecting-the-vulnerable/mental-capacity-act (accessed 6 January 2015).

12. Royal College of Nursing (2013) Making it work. Shared decision-making and people with learning disabilities. RCN Policy and International Department, RCN Nursing Department, Policy briefing 41/12. http://www.rcn.org.uk/__data/assets/pdf_file/0003/526503/41.12_Making_it_work_Shared_decision-making_and_people_with_learning_disabilities.pdf(accessed 6 January 2015).

13. Tyrer F, McGrother C (2009) Cause-specific mortality and death certificate reporting in adults with moderate to profound intellectual disabilities. Journal of Intellectual Disability Research 53:898–904.

第二章 临床用药

David Branford[1] & Sabyasachi Bhaumik[2, 3]

[1]*English Pharmacy Board, Royal Pharmaceutical Society, London, UK*
[2]*Leicestershire Partnership NHS Trust, Leicester, UK*
[3]*Department of Health Sciences, University of Leicester, Leicester, UK*

> *新药和新的治疗方法总是会创造奇迹。*
>
> 威廉·赫伯登（William Heberden）（1710—1801 年）（英国医师——译者注）

一、定义

精神药物通常用于治疗 ID 患者的精神和行为问题。

就本章而言，精神药物用于治疗、改善和稳定情绪、精神状态或行为。精神药物包含镇静药、抗精神病药、抗焦虑药、兴奋剂、抗抑郁药等，通常不认为安眠药和其他药物（如抗癫痫药）是精神药物。精神药物还包括用于改善情绪或者行为的草药或营养物质。

二、患病率

许多国家的调查表明，30% ~ 40% 的 ID 患者住在护理机构，10% ~ 20% 的患者住在社区医院接受精神药物治疗。一直以来，抗精神病药的主要使用人群是 ID 患者。然而，近年来，其他药物如抗癫痫药、抗抑郁药已经被广泛使用。

三、精神药物的使用分类

ID 患者一般在以下几种情况中使用精神药物：

（1）用于精神疾病（mental illness, MI）的治疗，如精神分裂症和情感障碍。

（2）治疗非 MI 引起的挑战性行为。这些行为对 ID 患者或其他人产生了不良影响。

（3）治疗影响日常生活功能的孤独症谱系障碍相关行为，如刻板的重复行为。

（4）用于快速镇静，短期控制暴力和攻击性行为。

（5）作为治疗注意力缺陷的兴奋剂。

（6）乙酰胆碱酯酶抑制剂和其他药物可以延缓认知能力衰退，降低痴呆症的其他影响。

（7）作为治疗睡眠问题的催眠药。

四、是否给 ID 患者开具了过量的精神药物处方

许多调查表明，在对挑战性行为的治疗中，精神药物（特别是抗精神病药）被过度使用。在与英国温特伯恩丑闻相关的许多调查中，也引发了这样的担忧：除了抗精神病药，在几乎没有证据支持的情况下，其他精神药物也被广泛使用。其中包括抗抑郁药、心境稳定剂和苯二氮䓬类药物。

五、多重用药

多重用药有许多定义，包括使用同一种类的多种药物，针对同一个问题使用了多种药物，甚至是使用不必要的药物。鉴于此，为清晰起见，《弗里斯智力障碍处方指南》编者们认可以下定义：

多重用药是指使用多种同一类别的药物，例如，抗精神病药的多重使用是指同时使用一种以上的抗精神病药和抗抑郁药。

多重用药可以是常规的，也可以是潜在的：

（1）常规多重用药是指患者在常规药物治疗中接受多种同类的药物治疗。

（2）潜在的多重用药是指除了常规同类药物给药之外，还根据患者情况按需给药。

如前所述，抗癫痫药多重使用在 ID 治疗中很常见。近年来，由于许多新型抗癫痫药的出现，这种情况进一步加重。这些新的抗癫痫药通常是作为一种补充疗法用来治疗难治性癫痫。许多 ID 合并癫痫很难治，所以抗癫痫药多重使用很常见。

对于挑战性行为的治疗也有类似的担忧。虽然抗精神病药处方在 ID 患者的挑战性行为治疗中普遍存在，但抗精神病药多重使用并非如此。不同类别的中枢神经系统（central nervous system，CNS）活性药物的使用已成为一个问题。一些学者曾使用"多药联合治疗"（polytherapy）这个术语来描述针对多种情况服用多种药物的情况；然而，为了表述明确，我们将使用术语"中枢神经多药治疗"（CNS polytherapy）来描述多种中枢神经系统活性药物的使用。

近年来，给 ID 患者使用各种来源的药物已经成为一种普遍现象，而且多重用药成为疾病的正常治疗的一部分。例如，在糖尿病或高血压治疗中，经常会使用 3 种或 3 种以上的药物。许多学者也使用术语"多药联合治疗"来描述这种多重药物治疗。

许多与 ID 相关的问题，如癫痫、挑战性行为、身体问题或 MI，在 ID 患者的一生中始终是一个不变的特征。虽然药物对治疗这些问题有所帮助，但部分疾病仍然难以治疗。药物数量不断增加，药物种类不断变化，是 ID 患者处方用药的特征。许多研究表明，对医务人员、药剂师和护理人员进行定期综合用药审查可大大减少处方药物类型。然而，也有证据表明：

（1）疾病容易被忽略（尤其是老年相关疾病）。

（2）ID 患者可能无法获得一般卫生保健服务。

六、ID 患者的药物反应和一般人群不同吗

许多 ID 患者残疾的原因可能是大脑受损。脑结构损伤可能导致患者对药物敏感性和药效的改变，并且难以确定剂量。此外，身体方面的参数（身高等）可能导致不同的分布体积、不同的电解质和血容量，以及不同的肝肾容量。广义上的 ID 患者中，可能有一些人与这些因素都无关——他们对药物的反应与一般人群相同。然而，对于其他患者来说，药物可能会导致各种急性或慢性的意外反应。

七、ID 患者对药物产生不良反应的风险更大吗

目前还不清楚。一般人群对药物的不良反应是不同的。可以预测的是，由于 ID 患者的身体构造问题，不良反应的发生率会更高。当然，实例研究表明这是事实。对迟发性运动障碍、高催乳素血症和代谢综合征等并发症流行性的研究也产生了不同的结果。见下文：

> 这项研究对一家英国国家卫生服务信托机构中 138 名接受抗精神病药治疗的患者和 64 名未接受抗精神病药治疗的 ID 患者进行了比较。
>
> 结论是，虽然不能排除存在糖尿病风险的易感亚组，但抗精神病药通常不会增加代谢风险。
>
> 一些抗精神病药引起高催乳素血症和性腺功能减退，需要积极治疗。研究结果表明，就代谢不良影响而言，常规为 ID 患者开出的低剂量抗精神病药通常是安全的，即使其疗效仍不明确。
>
> 资料来源：弗里吉（Frighi）等（2011）。《英国精神病学杂志》（*British Journal of Psychiatry*）。

八、沟通如何影响药物使用

如果 ID 患者缺乏沟通技能或沟通技能有限，可能导致诊断困难，难以解释药物使用导致的变化，并且难以确定不良反应的程度。如果一个人能够自理，告知他服药的必要性及何时／如何服药也可能带来问题。

九、ID 患者精神药物使用情况的证据基础

正如第一章所强调的，支持 ID 患者使用精神药物治疗的证据基础仍然薄弱。大多数指南都是以共识为基础的（《弗里斯智力障碍处方指南》也是如此）。以下是与其他共识指南相关的信息。虽然这些指南都没有提出特定药物相关的建议，但是它们都为更安全的临床用药提供了模板。

十、对 ID 患者的药物审查的效果如何

ID 患者是否更容易接受不必要或过量的药物治疗，仍然是许多审查和研究的主题。对于是否有必要对这一非常脆弱的群体进行更严格的审查和监督，或者需要在何种程度上进行专业监督，目前还没有达成共识。加拿大对相关医师接受护理 ID 患者的培训没有要求。布拉德利（Bradley）和奇塔姆（Cheetham）（2010）报告称，加拿大为 ID 患者和行为问题患者提供的服务比英国的服务更容易应对危机。

在英国进行的两项专家参与的服务审查表明，该药物的适应证没有问题，但对物理和代谢副作用的审查可能有问题。这一结果将有助于专家的投入。

格里菲思（Griffiths）等人收集了所有 178 名 ID 患者的数据。

他们收集了患者的基本信息、ID 严重程度、并发症诊断和抗精神病药使用的详细信息。

衡量处方的主要标准包括抗精神病药处方的适应证、药物的记录审查、不良反应的记录，以及身体健康参数的记录，包括体重、血压、血糖和血脂。

1/3 的样本人群正因行为问题接受抗精神病药治疗。

这项研究还发现，缺乏对 ID 患者身体健康和不良反应监控的记录。它强调应该定期监测身体和不良反应，并仔细记录。

资料来源：格里菲思等（2012）。Emerald 出版集团有限公司。

佩顿（Paton）等人通过心理健康处方观察站（Prescribing Observatory for Mental Health，POMH-UK）收集了来自英国 39 个服务机构的 2 319 名患者的样本。

结论是，ID 患者的大多数抗精神病药处方与证据基础一致，尽管在某些患者不良反应监测方面并不令人满意，临床用药的总体质量（一项与公认标准相对照的措施）是好的。

资料来源：佩顿等（2011）。Wiley。

十一、ID 患儿和成年患者相比如何

昂温（Unwin）和德布（Deb）（2011）对 ID 患儿使用抗精神病药的相关问题进行了系统的报告。他们发现，虽然缺乏使用药物的有力证据，但是药物治疗问题行为的情况很普遍。他们的综述是关于非典型抗精神病药在治疗 ID 和临界智力儿童行为问题的有效性的研究。这项研究是包含无效对照剂的随机双盲实验。这项研究（N=6）表明，利培酮在治疗问题行为方面明显比对照剂更有效；然而，大多数试验表明药物确实会导致不良反应，主要是睡眠不良和体重增加。

十二、关键指南

（1）1995 年，在一次精神药理学国际共识会议之后，美国制定了精神药物使用指南。其概要文件提出了"十要四不要原则"，后来由卡拉奇尼克（Kalachnik）等人在 1998 年发表。尽管这一建议现在已经过时了，而且所提到的药物已经被更新的版本所取代，但这个 1998 年发表的一般性建议仍然保留了下来。

1）必须做到的十个要点：①将任何行为药物视为精神药物。②在一个疗程内使用。③根据诊断或特定的假设进行治疗。④获得书面同意。⑤将行为指标化，以便跟踪疗效。⑥使用评级工具监测不良反应。⑦迟发性运动障碍监测（注意：现在可以添加"代谢综合征监测"）。⑧系统、规律地检查。⑨尽量采用最低的有效剂量。⑩通过同行或质量评审监督使用情况。

2）四个不要：①不要为了方便或替代其他有效治疗方法而过度使用精神药物。②避免药物和剂量频繁变化。③避免同类药物多重使用。④减少：a. 长期 p.r.n. 用药（"随机应变"或"根据需要"）；b. 长期使用镇静催眠药；c. 长期服用安眠药或抗焦虑药；d. 高剂量的抗精神病药。⑤长期抗胆碱药。

（2）2000 年，《美国精神发育迟滞期刊》（*American Journal on Mental Retardation*）发表了一份专家共识指南，指导 ID 患者精神和行为问题的治疗［拉什（Rush）和弗朗西丝（Frances），2000］。该指南基于对 48 名心理社会治疗专家和 45 名药物治疗专家的调查。该指南还建议：

1）精神药物的使用应基于精神病诊断或特定的行为 - 药理学假说。这是诊断和功能评估的结果，该评估涉及以下问题：①医学病理学。②社会心理和环境条件。③健康状况。④目前使用药物。⑤精神状态。⑥病史，以前的干预措施和结果。⑦行为功能分析。

2）在考虑改用其他药物之前需确定合适的药物试验时间，他们主张：①抗精神病药，3~8 周。②心境稳定剂，1~3 周。③抗抑郁药，6~8 周（注意：

有些研究表明老年患者可能需要 12 周）。

3）剂量策略：①开始时剂量低，慢慢增加——使用较低的初始剂量，增加速度比一般人群慢。②使用与一般人群相同或更低的最大维持剂量。③定期考虑逐步减少剂量。④以与一般人群相同或更慢的速度减少剂量。

（3）2006 年，德布等人制定了一个快速参考指南："使用药物来治疗学习障碍成年人的行为问题。"这是专家调查和对现有文献的批判性评估来达成共识的。除了之前提出的问题，他们的指南还确定了一系列与精神药物处方相关的其他问题：

1）对行为 / 问题的背景评估：①确保在开始治疗之前进行评估并记录。②确保在采取任何干预措施之前制订适当的方案和治疗计划。

2）体格检查：确保进行了适当的身体检查。

3）与患者或其家人或护理人员讨论：①评估患者同意治疗的能力。②与患者和 / 或其家人或护理人员讨论制订治疗计划。

4）使用未经许可的药物相关问题：如果在非适应证使用药物，需要向学者和 / 或其家人或护理人员说明情况。

5）信息共享和提供书面信息：①与其他相关专业人员讨论制订治疗计划。②向患者和 / 或其家庭或护理人员提供书面治疗计划。

6）遵循优先评估：商定评估治疗结果的方法和时间及治疗进展的跟踪日期。

十三、英国皇家精神科医学院最近的指导意见

根据 2009 年的国际指南，英国皇家精神科医学院（Royal College of Psychiatrists，RCPsych）推出了带有审核工具的指南。他们开精神药物处方的一般原则如下。

任何使用药物来治疗成年 ID 患者问题行为的医师都应该牢记以下几点：

- 只在对患者最有利的情况下使用药物。
- 应考虑所有非药物治疗方案，药物治疗应视为必要的情况下采用或与非药物治疗同时进行。
- 如果可能，要将证明药物具有成本效益的证据考虑在内。
- 应注意以前使用的哪些药物有效，哪些无效。
- 如果以前使用的药物产生了严重的不良反应，应注意细节。
- 应考虑到某些服务和治疗的可实施性对治疗计划的影响。
- 应遵循相关的地方和国家规定和指南。

参考文献

1. Bradley E, Cheetham T (2010) The use of psychotropic medication for the management of problem behaviours in adults with intellectual disabilities living in Canada. Advances in Mental Health and Intellectual Disabilities 4(3):12–26.

2. Deb S, Clarke D, Unwin G (2006) Using medication to manage behavioural problems in adults with learning disabilities. Birmingham: University of Birmingham. Available at: www.LDMedication.bham.ac.uk (accessed 6 January 2015).

3. Frighi V, Stephenson MT, Morovat A, et al. (2011) Safety of antipsychotics in people with intellectual disability. British Journal of Psychiatry 1–7. Available at: http://bjp.rcpsych.org/content/early/2011/07/30/bjp.bp.110.085670.full.pdf (accessed 6 January 2015).

4. Griffiths H, Halder N, Chaudhry N (2012) Antipsychotic prescribing in people with intellectual disabilities: a clinical audit. Advances in Mental Health and Intellectual Disabilities 6(4):215–222.

5. Kalachnik JE, Leventhal BL, James DH, et al. (1998) Guidelines for the use of psychotropic medication. In: Reiss S, Aman MG, eds. Psychotropic medication and developmental disabilities: the international consensus handbook. Columbus: Ohio State University, Nisonger Centre, pp. 45–72.

6. Paton C, Flynn A, Shingleton-Smith A, et al. (2011) Nature and quality of antipsychotic prescribing practice in UK psychiatry of learning disability services: findings of a national audit. Journal of Intellectual Disability Research 55:665–674.

7. Rush AJ, Frances A (2000) Treatment of psychiatric and behavioural problems in mental retardation-expert consensus guideline series. American Journal on Mental Retardation 105(3):159–227.

8. Unwin GL, Deb S (2011) Efficacy of atypical antipsychotic medication in the management of behaviour problems in children with intellectual disabilities and borderline intelligence: a systematic review. Research in Developmental Disabilities 32(6):2121–2133.

延伸阅读

Deb S, Kwok H, Bertelli M, et al. (2009) International guide to prescribing psychotropic medication for the management of problem behaviours in adults with intellectual disabilities. World Psychiatry 8:181–186.

第三章　身体与健康监测

David Branford[1] & Sabyasachi Bhaumik[2, 3]
[1]*English Pharmacy Board, Royal Pharmaceutical Society, London, UK*
[2]*Leicestershire Partnership NHS Trust, Leicester, UK*
[3]*Department of Health Sciences, University of Leicester, Leicester, UK*

在英国，大约有 120 万人（30 万儿童、90 万成人）有学习障碍。

他们的死亡率和发病率明显高于没有学习障碍的同龄人。

因为有效的健康促进、早期诊断和良好的治疗可以改善病情，所以这种过高的死亡率和发病率在很大程度上是可以避免的。这就构成了健康不平等。

格洛弗（Glover）等（2012）

一、一般身体监测

2008 年，乔纳森·迈克尔（Jonathan Michael）爵士在英国发表了一份名为《全民医疗保健》（*Healthcare for all*）的报告，这是一项关于 ID 患者获得医疗保健机会的独立调查报告。他的主要发现是 ID 患者比其他人更难获得与他们的残疾没有直接关系的一般健康问题的评估和治疗。他的主要建议是卫生机构必须加强一般卫生服务，在为 ID 患者加强服务方面做出适当调整。特别是，加强包含由全科医师（general practitioner，GP）提供的常规健康检查在内的基层医疗服务，并完善数据、加强沟通和改善跨境合作伙伴关系。

格洛弗等人的报告及其他报告总结了健康检查的基本原理：

（1）ID 患者可能不知道他们症状的医学含义，难以表述他们的症状，或者报告症状的可能性极小。

（2）护理者可能不会将全部症状归因于身体或精神疾病。

（3）基层医疗服务旨在解决人们提出的事件或问题。

（4）健康检查提供了一种检测、治疗和预防 ID 患者出现新的健康问题的方法。

（5）健康检查可以提供基本信息，根据这些信息可以监控健康状态的变化；如果进行药物治疗，这一点尤其重要。

2013 年 3 月，英国皇家精神科医学院从报告《全民医疗：从言辞到现实，实现心理和身体健康的平等》(*Whole-Person Care: From Rhetoric to Reality. Achieving Parity between Mental and Physical Health*，不定期论文 OP8）中启动了一个名为"平等尊重"的项目。该论文强调身体健康和心理健康之间的相互联系。

报告指出：

> "平等方案"应使英国国家医疗服务体系（National Health Service，NHS）和地方当局的卫生和社会护理服务机构为每个人提供一个整体的、"全民"的响应，无论他们的需求如何，并应确保包括私人组织提供的资助服务在内的所有公共资助的服务使人们的心理健康与身体健康需求处于同等地位。这种方法的核心是，心理健康和身体健康之间存在着密切的关系，并且他们互相影响。心理健康状况不佳时出现身体健康问题的风险更大，并且身体健康状况不佳时出现心理健康问题的风险也更大。心理健康影响身体健康，反之亦然。

英国已经制定了指南来组织全科医师、实习护士和基层医疗团队，并对成年 ID 患者进行高质量的健康检查。

此外，许多医师为 ID 患者开处方药物的同时会给予关于身体监测的具体指导。本章主要讨论此类监测。尽管强调健康检查，但人们一直担心此类监测的缺失。

二、针对智力障碍的要点

（一）第 1 部分：哌甲酯

由于注意缺陷多动障碍（attention deficit hyperactivity disorder，ADHD）属于慢性疾病，所有 ADHD 治疗指南都推荐长期治疗。哌甲酯是用于治疗 ADHD 的最常见的处方兴奋剂，并且许多国家都有缓释制剂。

治疗指南建议对接受兴奋剂药物治疗的儿童进行常规监测。除了定期评估治疗效果和不良反应的出现，还建议医师定期监测接受兴奋剂治疗的 ID 患者的身高、体重、血压（BP）和心率。此外，在使用速释和缓释哌甲酯制剂进行长期治疗期间，建议进行常规血液学监测，包括定期全血细胞计数、分类血细胞计数和血小板计数。

应监测 ID 患者转移、误用和滥用哌甲酯的风险。

（二）第 2 部分：抗精神病药

1. 引言

随着非典型抗精神病药在临床上的广泛应用，人们已经意识到，与典型抗精神病药相比，非典型抗精神病药具有不同的不良反应特征。特别值得关注的是患代谢综合征的风险增加。这说明了对接受抗精神病药治疗的 ID 患者进行监测身体参数的必要性。

2. 患病率

高达 25% 的 ID 患者在接受抗精神病药治疗，并且随着处方的逐渐改变，很大一部分人将接受非典型抗精神病药治疗。许多与非典型抗精神病药的处方和代谢综合征相关的研究都涉及精神分裂症患者。精神分裂症的诊断是糖尿病和代谢综合征的其他方面的一个独立危险因素。

典型抗精神病药本身也与体重增加有关。智力障碍是否也会增加代谢综合征的风险尚不清楚。然而：

（1）与 ID 相关的各种综合征也与体重增加和心脏检查异常有关。

（2）许多 ID 患者接受其他与体重增加相关的药物治疗。

（3）所有抗精神病药都与突然发生酮症酸中毒和葡萄糖耐量降低的病例报道有关。

为了检查一组精神科医师对他们自己制定的监测代谢综合征发病的指南的依从性，我们进行了前瞻性审查。该审查采用了美国糖尿病协会（2004）的一套监测标准。

77% 的精神科医师认为他们做了一些基本信息记录，但结果并没有证实这一点——只有 53.8% 的医师记录了个人史风险因素的评估，37.5% 的医师记录了的家族史风险因素，31.7% 的医师记录了基线体重，26.4% 的医师记录了基线血糖 / 血脂水平。

85% 的精神病医师认为他们进行了一些推荐的监测，但审查发现 69.7% 的病历中有体重监测记录，44.2% 的病历中有血糖和血脂监测记录。

提拉克哈里（Teeluckdharry）等（2013）

---

3. 心血管风险史

在开具抗精神病药之前或在临床治疗开始后必须尽快详细了解患者的心血管风险史。某些抗精神病药与某些 ID 患者的脑卒中发生率之间是相关的。在 ID 门诊患者中，要求所有 ID 患者心血管监测参数作为基线可能在临床上不合适，也不可行。

建议只有在有证据表明有个人或家族史，体重或血糖结果导致心血管风险增加的情况下，才需要进行心电图（electrocardiogram，ECG）、全空腹血脂和腰围的基线测量。临床医师可能需要了解全科医师掌握的心血管风险史的详细信息。对于生活在公共服务机构中的 ID 患者而言，他们更容易接触到监测设施，同时存在并发风险因素增加（如在急性情况下更快速地增加剂量，或在危急状况下过度兴奋），建议在可行时测量所有心血管监测参数，让其尽可能接近基线。

4. 监测血糖控制

随机测量血糖是最实用的方法。出现临界结果后，应测量空腹血糖，如果空腹结果也这样显示，则进行葡萄糖耐量试验。糖基化血红蛋白（HBA1c）可提供过去 4 个月血糖控制的有用指标，可用于跟踪不确定性的趋势。

5. 高催乳素血症

血清催乳素升高（高催乳素血症）是公认的抗精神病药的不良反应。其他药物和生理因素也可能引起血清催乳素升高。催乳素升高的程度因人而异，有些人没有症状。人们对潜在的长期不良反应提出了担忧，关于该问题的文献越来越多；然而，目前该研究尚无定论（表 3-1）。

表 3-1 高催乳素血症的原因（非详尽列表）

精神科药物	非精神科药物	生理疾病
三环类抗抑郁药	甲氧氯普胺	下丘脑疾病，包括肿瘤
单氨氧化酶抑制剂	多潘立酮	垂体疾病，包括肿瘤
抗精神病药	维拉帕米	多囊卵巢综合征
更有可能使用的药物有：	甲基多巴	甲状腺功能减退
第一代抗精神病药	雌激素	肾衰竭
利培酮	阿片类	肝硬化
氨磺必利		
不太可能使用的药物有：		
阿立哌唑		
氯氮平		
奥氮平		
喹硫平		

高催乳素水平和骨质疏松之间可能存在联系，因此必须重视骨骼健康。关于补钙、锻炼、戒烟和酒的生活方式建议适用于所有 ID 患者（表 3-2）。

表 3-2 与骨质疏松相关的可变危险因素和不可变的危险因素

可变危险因素	不可变的危险因素
抽烟	性别
锻炼	年龄
饮食	种族
酒精	家族骨折史
性腺功能减退	个人骨折史
药物治疗，如使用糖皮质激素、抗惊厥药	

6. 乳腺癌

多年来，关于催乳素和乳腺癌之间的联系一直备受关注。两者之间的关系仍不确定。最近的一项回顾性队列研究发现，暴露于多巴胺拮抗剂的 ID 患者患乳腺癌的风险增加。由于危害小，且存在残余混杂的可能性，因此得出结论，不应改变治疗策略。需要进一步研究（表3-3）。

表3-3　抗精神病药的测试时间表

测试	测试间隔
体重和体重指数（BMI）	基线，3/12、6/12，然后每6/12
血压和脉搏	基线，3/12、6/12，然后每6/12
尿素和电解质（U&E）	基线，3/12、6/12，然后每6/12
肝功能试验（LFT）	基线，3/12、6/12，然后每6/12
全血细胞计数（FBC）	氯氮平：根据制药厂的说明书 其他：基线、3/12、6/12，然后每6/12
血糖	基线，3/12、6/12，然后每6/12
甲状腺功能试验（TFT）	基线，然后每年
催乳素	基线，仅在有临床指征时重复

注：BMI, body weight and body mass index；U&E, urea and electrolytes；LFT, liver function test；FBC, full blood count；TFT, thyroid function test。

（三）第3部分：高剂量抗精神病药（high doses of antipsychotics, HDAT）

1. 定义

单一抗精神病药或多个抗精神病药处方剂量高于英国国家处方集（British National Formulary，BNF）推荐的最大剂量——通过将每种抗精神病药的当前剂量表示为BNF的最大百分比来评估（对于老年人，按推荐剂量的百分比计算），将这些加在一起，超过100%，构成"高剂量"。

例如，每周300 mg的珠氯噻醇和每日15 mg的奥氮平。

成人，50% ＋ 75% ＝ 125%；老年人，100% ＋ 75% ＝ 175%。

注意：应包括"按需"药物。

英国皇家精神病学家学院共识声明（2006年5月）指出：

　　　　基本信息不能证明使用高剂量药物作为一般临床策略的合理性，但同样要认识到，只要遵守安全性和有效性相关的重要程序，在一小部分病例中，这种做法是合理的。

2. 潜在高剂量抗精神病药

许多ID患者除了接受常规抗精神病药外，还根据需要或者在必要时服用抗精神病药（和其他药物）。这一状况导致了对抗精神病药水平的不同描述。

高剂量药物可分为两组：

（1）常规高剂量抗精神病药。

（2）潜在的常规高剂量和按需（p.r.n）抗精神病药联合用药。

有人建议，即使在偶尔使用高剂量抗精神病药（HDAT）的情况下，监测力度也应该相同。

3. HDAT 在智力障碍中的使用情况

很少有研究调查 HDAT 在 ID 患者中的使用情况。大多数研究都集中在一般 ID 患者抗精神病药的使用，而不是专门研究抗精神病药多重使用或 HDAT 使用的程度。已进行了不同的环境下对该主题的审查。结果各不相同：

（1）对住院环境中 HDAT 使用情况的审查报告显示，61% 的住院 ID 患者服用了两种或两种以上的抗精神病药，该住院场所包括一个入院单位和评估单位、一个中等安全的法医单位和一个针对中度至重度 ID 患者和具有挑战性行为的专家单位。

（2）目前未公布的 ID 审查显示，在英格兰莱斯特郡的 1 200 名活跃的 ID 住院患者和门诊患者中，只有 18 名符合 HDAT 标准。这个 ID 患者中有 50% 进行了包括 ECG 在内的必要的检查。报告得出结论，高剂量使用单一药物的总体使用率已大大降低。

（3）英国林肯郡一份未发表的类似审查报告显示，使用率为 7%。诺丁汉郡的一项基于社区的研究表明，3% 的抗精神病药的使用超过了 BNF 的限制，而且没有得到适当的监测。

4. 影响 HDAT 使用的因素

人们认为，有三个主要因素影响 HDAT 和抗精神病药的处方：患者的临床状况、精神病学家对指南和流程的使用持怀疑态度，以及护士要求使用更多的药物。

5. HDAT/ 抗精神病药多重用药的风险

由于存在脑损伤、癫痫、感觉缺陷和身体健康问题等综合因素，ID 患者可能比普通人群更容易发生药物不良反应（adverse drug reactions，ADR）。然而，如前一章所述，这一点仍然存在争议。

严重 / 重度 ID 的成年人更容易伴有心脏缺陷等身体健康问题，不建议使用 HDAT 或抗精神病药。在极少数情况下，使用 HDAT 或抗精神病药多重用药被认为是治疗 ID 患者潜在心理健康问题的唯一选择，为了更安全地用药，应遵循以下建议：

（1）如果要使用 HDAT 或抗精神病药多重用药，则应基于个体风险和效益分析，并仅在非药理学和循证药理学方法失败后才考虑该方法。

（2）必须在涉及 ID 患者和护理人员的多学科层面做出处方决定。要解决患者同意能力的问题。如果决定开处方，则应在规定的试验期内制订明确的计划，并定期审查安排。清晰的记录是此过程必不可少的组成部分。

（3）在对 ID 患者开始使用此类方案之前，应考虑所有潜在的禁忌证和相互作用。

（4）应在开始执行建议方案之前进行必要的身体检查（包括 ECG 在内）和基线调查，并酌情在短时间内重复，最好每几周重复一次。

（5）只有在绝对必要的情况下，才应增加药物剂量，并且应缓慢增加药物剂量，且增加频率不得超过每周一次。

6. 处方 HDAT

在开出高剂量抗精神病药前，应评估及考虑：

（1）患者对治疗的依从性。

（2）有足够的响应时间。

（3）其他可替代的抗精神病药，包括氯氮平。

（4）其他辅助药物（如心境稳定剂、抗抑郁药）的适宜性。

（5）心理学方法。

（6）风险因素（如心脏病史、肝或肾功能损害、吸烟或饮酒、年老、肥胖）。

（7）药物相互作用。

如果对 ID 患者持续服用 HDAT 的益处没有达成共识，则应寻求第二种咨询意见。如果在出院后继续 HDAT 治疗或在社区开始 HDAT 治疗，则必须商定身体监测安排，并通知 GP。

GP 可以在顾问医师的监督下对患者进行身体监测；对服用 HDAT 的 ID 患者的治疗和管理相关的所有责任由监督此案件的精神病医师顾问负责。

如果 ID 患者坚定拒绝或礼貌拒绝身体监测，必须将其记录下来。在决定未来的治疗方案时，必须通知负责开处方的医师，并应尽可能与 ID 患者及其照护者一起，讨论继续 HDAT 治疗的风险和益处。ID 患者或照护者应根据情况（最少每 3 个月一次）定期审查拒绝身体监测和 / 或在没有监测的情况下继续治疗的决定。

应至少每 3 个月审查一次个人的治疗进展，如果没有观察到显著进展，应将剂量减少到许可范围内，并考虑替代方案。一年后，如果 ID 个体情况稳定、治疗方案不变且没有临床指征需要频繁监测，则考虑减少身体监测（至少每年复查一次）。

除非另有说明，BNF 中的剂量是许可剂量，否则任何更高的剂量都是未经许可的。在药物上市批准之外开具药物会增加临床医师的职业责任。应告知 ID 患者或者告知看护者，在许可证之外使用。如有更改，请始终参考最新的 BNF。

　　尽管每种抗精神病药只有一个许可的最大剂量，但强烈建议对老年人使用下限剂量。因此，当抗精神病药剂量介于许可的最大剂量和推荐老年人使用的上限之间时，借鉴身体监测指南，因为它们是经过了大量的临床实践产生的。

　　7.身体监测建议

　　（1）监测 ECG 初始值。如果 QTc 延长（男性＞440 毫秒，女性＞470 毫秒）或出现其他异常时，应审查治疗方案并考虑进行心脏病学评估。

　　（2）剂量递增期间，每隔几日重复测量一次 ECG。

　　（3）最初至少每周监测一次呼吸、血压、脉搏、体温和液体摄入量。

　　（4）检查尿素和电解质（urea and electrolyte，U&E）以及肝功能试验（liver function test，LFT）初始数据。

　　（5）3 个月重复检测 U&E、血压、呼吸、脉搏、体温和液体摄入量。

　　（四）第 4 部分：心境稳定剂

　　除了非典型抗精神病药，锂药和抗癫痫药丙戊酸钠、卡马西平和拉莫三嗪通常用作心境稳定剂。对 ID 患者来说，这些药物有多种适应证。除了双相情感障碍的治疗和预防外，它们还治疗各种未经许可的适应证：

　　（1）锂药用于治疗攻击性行为和自伤行为。

　　（2）卡马西平用于治疗攻击性行为、自伤行为、三叉神经痛和癫痫。

　　（3）丙戊酸钠用于治疗偏头痛和癫痫。

　　（4）拉莫三嗪治疗癫痫和双相情感障碍。

　　无论身体指征如何，建议进行身体监测。许多重要文件和每种药物的标准产品特性中都建议采用定期监测方案。

关键指南

1.　SIGN Guideline No 52. (2001, June) Drug therapy with methylphenidate.

2.　National Institute for Health and Clinical Excellence. (2009) Schizophrenia: core interventions in the treatment and management of schizophrenia in primary and secondary care (update). Clinical guideline 82. www.nice.org.uk/CG82 (accessed 6 January 2015).

3.　National Institute for Health and Clinical Excellence. (2008) Lipid modification: cardiovascular risk assessment and the modification of blood lipids for the primary and secondary prevention of cardiovascular disease. Clinical guideline 67. www.nice.org.uk/CG67 (accessed 6 January 2015).

4.　National Institute for Health and Clinical Excellence. (2004) Type 1 diabetes: diagnosis and management of type I diabetes in children, young people and adults. Clinical guideline 15. www.nice.org.uk/CG15 (accessed 6 January 2015).

5.　National Institute for Health and Clinical Excellence. (2008) Type 2 diabetes: the management of type 2 diabetes (update). Clinical guideline 66. www.nice.org.uk/CG66 (accessed 6 January 2015).

6. National Institute for Health and Clinical Excellence. (2006) Obesity: guidance on the prevention identification, assessment and management of overweight and obesity in adults and children. Clinical guideline 43. www.nice.org.uk/CG43 (accessed 6 January 2015).

7. www.iassid.org/pdf/healthguidelines-2002.pdf (accessed 6 January 2015).

8. http://www.scotland.gov.uk/Publications/2013/06/1123/7 (accessed 6 January 2015).

9. The NHS Website for Primary Care Commissioning on the management of health for people with a learning disability. This site includes GP Information Systems e-templates for annual health checks and loading instructions. www.pcc.nhs.uk/management-of-health-for-peoplewith-learning-disabilities (accessed 6 January 2015).

参考文献

1. American Diabetes Association, American Psychiatric Association, American Association of Clinical Endocrinologists, and North American Association for the Study of Obesity (2004) Consensus development conference on antipsychotic drugs and obesity and diabetes. Diabetes Care 27:596–601.

2. Glover, G, Emerson, E, Eccles, R (2012) Using local data to monitor the health needs of people with learning disabilities. Durham: Improving Health & Lives, Learning Disabilities Observatory.

3. Royal College of Psychiatrists (2006) Consensus statement high-dose antipsychotic medication. London: Royal College of Psychiatrists.

4. Teeluckdharry, S, Sharma, S, O'Rourke, E, et al. (2013) Monitoring metabolic side effects of atypical antipsychotics in people with an intellectual disability. Journal of Intellectual Disabilities 17(3):223–235.

延伸阅读

1. MENCAP (2007) Death by indifference. Report about institutional discrimination within the NHS, and people with a learning disability getting poor healthcare. www.mencap.org.uk/document.asp?id=284 (accessed 6 January 2015).

2. Robertson, J, Roberts, R, Emerson, E (2010) Health checks for people with learning disabilities: a systematic review of evidence. Durham: Improving Health & Lives, Learning Disabilities Observatory.

3. Royal College of Psychiatrists (2012) Improving the health and wellbeing of people with learning disabilities: an evidence-based commissioning guide for Clinical Commissioning Groups (CCGs). London: Royal College of Psychiatrists.

第四章 癫 痫

David Branford[1], Sabyasachi Bhaumik[2, 3] & Reza Kiani[2]
[1]*English Pharmacy Board, Royal Pharmaceutical Society, London, UK*
[2]*Leicestershire Partnership NHS Trust, Leicester, UK*
[3]*Department of Health Sciences, University of Leicester, Leicester, UK*

> 人们认为癫痫是神圣的，只是对癫痫病因一无所知。但我相信，有一天我们会明白癫痫的原因，到那时，我们将不再相信它是神圣的。宇宙中的万物也是如此。
>
> 希波克拉底（Hippocrates）

一、定义

癫痫是发生在大脑中的一种短暂的、反复的、异常的和无诱因的放电倾向，会影响到多种大脑功能：运动、感觉、自主神经、认知、语言、行为、情绪和心理。与脑电图（electroencephalography，EEG）变化相关的单次发作可能有很高的复发机会，一些专家认为应将此条纳入癫痫的定义。

癫痫发作的分类取决于发作是否从局部开始，以及发作期间出现的其他症状和体征的性质（表4-1）。根据癫痫发作期间意识是否受损来区分简单和复杂的癫痫发作是有争议的。两者不容易区分，特别是在那些语言能力有限的人身上。

二、患病率

癫痫是一种常见病，事实上，它是全世界最常见的神经系统疾病。对一般人群的研究表明，癫痫发病率为每年每10万人中有50～70人。婴幼儿和老年人的发病率最高，患病率为每年0.5%～1.0%。一个人一生中患癫痫的风险为3%～5%。

智力障碍（ID）人群的癫痫患病率高于普通人群。ID患者癫痫的确切患病率难以估计，但在14%～24%内变化。患病率取决于多种因素，包括年龄、ID的严重程度和相关的神经系统疾病。轻度至中度ID患者的癫痫患病率为7%～15%，重度ID患者患病率约为67%，极重度ID患者的癫痫患病率介于50%～82%（图4-1）。10%～20%的脑瘫患者患有癫痫，而50%的脑瘫和

ID 患者患有癫痫。

如果一个患有重度 ID 的患者在 22 岁时癫痫发作，那么他有 40% 的概率癫痫发作已经存在超过 10 年。这表明在癫痫在 ID 患者中可能就是一种慢性疾病。

ID 与癫痫之间的关系可以用多种方式解释：

表 4-1　癫痫发作的国际分类

部分性（局灶性）发作（始于局部）	单纯部分性发作（无意识障碍）	有运动体征，如杰克逊癫痫（局灶性强直性痉挛） 有躯体感觉或特殊感觉的体征，如视觉、听觉、嗅觉、味觉 有自主神经的体征或症状，如流涎、脸红、出汗、面色苍白等 有心理症状，如知觉或情绪变化
	复杂部分性发作（伴有意识障碍）	·从单纯部分性发作（先兆）开始，发展到意识障碍 ·有局灶性运动体征 ·痴笑性癫痫发作 ·偏侧阵挛发作 ·局灶性阴性肌阵挛 开始发作时就有意识障碍：仅有意识障碍或伴有自动症（精神运动性发作），如咂嘴、咀嚼、半目的性行为
	部分性发作继发全面性发作	单纯部分性发作或复杂部分性发作变成强直 - 阵挛性发作
全面性发作（无局部发病，两侧对称）	失神发作（小发作）	典型的失神发作；脑电图上波峰和波 3 个周期 / 秒，以及 10 ~ 45 秒的意识丧失 非典型失神发作（通常与癫痫综合征有关）：脑电图上 1.0 ~ 2.5 个波峰 / 秒
	肌阵挛性发作	突发性，短暂的（< 350 毫秒）典型发作 休克样的肌肉收缩（任何肌肉群）
	阵挛性发作	一组肌肉（任何肌群）的节律性或半节律性的收缩
	强直性发作	短暂的发作（通常 < 60 秒）：突然发生的伸肌肌张力增加
	强直 - 阵挛性发作（大发作）	屈肌或伸肌的全身僵硬（强直期），然后是肌肉的全身抽搐（阵挛期）
	失张力性发作（跌倒发作）	肌肉张力突然下降→跌倒发作
未分类发作	不属于上述类别的其他发作	

来源：国际抗癫痫联合会（1981）。

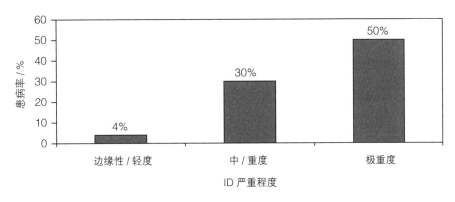

图 4-1 ID 患者的癫痫患病率

ID 与癫痫的关系
- 脑部异常会导致 ID 和癫痫，如围生期创伤、脑病、头部损伤、非意外损伤、遗传综合征（如结节性硬化症）和神经迁移缺陷。
- 儿童时期的长期癫痫发作很少会导致智商下降，如发热性癫痫持续状态和高度节律失常。
- 癫痫的治疗可能会降低智商，如手术和抗癫痫药带来的不良反应。
- 癫痫和 ID 在一个人身上是独立存在的。

注意：非惊厥性全身状态（如失神状态）可能被误认为是低智商、谵妄或精神 / 行为问题，并且可能很长时间无法被鉴别。

三、ID 中癫痫的流行病学

大多数研究涉及的都是患有癫痫和 ID 的儿童，而非成人。对 ID 儿童癫痫流行病学的主要研究发现：①1 ~ 4 岁之间出现的新发病例发病率更高。②在智商低于 50 的儿童中，1/3 有癫痫病史，19% 的儿童在过去一年至少有一次发作。③到 22 岁时，15% 的 ID 儿童会患有癫痫症，另有 7% 的儿童至少有一次癫痫发作。④有产后损伤史的儿童患癫痫的风险要高得多。

尽管癫痫的患病率很高，但对患有 ID 的成人的研究却非常少。对 ID 患者中癫痫流行病学的主要研究发现，南亚人和浅色皮肤人的癫痫患病率没有显著差异。对一般人群的研究报告显示，深色皮肤的人癫痫患病率较高。

对一般人群的研究报告指出，在社会经济地位较低的群体中，癫痫的患病率较高。由于大多数成年 ID 患者获得有偿就业或拥有汽车的机会有限，并且他们的收入来自国家福利，因此很难使用社会经济群体的指标进行有效的内部比较。

对 ID 中癫痫的性质和病程的研究发现：①癫痫和 ID 的存在是早期死亡和精神疾病的指标。②ID 中癫痫的患病率在 20 ~ 60 岁的大部分时间内保持不变。

四、成年 ID 患者的癫痫的性质

（一）病因学

癫痫的病因可能是遗传性的、先天性的或后天获得的（表 4-2）。然而，在许多患者中，病因一般不明确（特发性）。这种情况在轻度 ID 患者中尤是如此。遗传异常可能仅导致癫痫，也有可能导致伴有其他神经系统表现的癫痫，如伴有唐氏综合征和结节性硬化症。许多先天性的代谢紊乱都与癫痫有关，大多数非常罕见。有些是可以治疗的，如苯丙酮尿症和维生素 B_6 缺乏症。对容易反复感染和降低癫痫发作阈值的某些药物可能会增加个体患癫痫的风险。

表 4-2　ID 患者患癫痫的病因

分类	例子
遗传性	
发育不良性疾病	结节性硬化症 斯特奇 - 韦伯综合征 巨脑畸形 艾卡尔迪综合征
代谢异常	苯丙酮尿症 枫糖尿病 吡哆醇缺乏症 泰 - 萨克斯病 脂质沉积症 GM1 和 GM3 异染性脑白质障碍症
先天性	
发育不良和肿瘤性疾病	皮质发育不良或发育不全 脑肿瘤
血管畸形	房室畸形 海绵状血管瘤
围生期损伤	产前脑损伤 围生期脑损伤
获得性	
创伤和损伤	头部损伤——硬脑膜撕裂、凹陷性骨折、颅内损伤、缺氧、神经损伤
产前感染	巨细胞病毒 梅毒 弓形虫病

（续表）

分类	例子
产后感染	化脓性脑膜炎 急性脑炎 亚急性硬化性全脑炎 免疫接种后脑病 创伤后感染
代谢紊乱	肝脏和肾脏疾病 低血糖和高血糖 低钙血症和高钙血症 缺氧
中毒性疾病	酒精或物质滥用 药物治疗的毒性作用 铅中毒
血管疾病	动脉粥样硬化 心血管意外
海马硬化	内侧颞叶癫痫
神经退行性疾病	痴呆症
肿瘤和其他占位性病变	脑肿瘤 脑脓肿

大约 20% 的患有 ID 的癫痫患者是由遗传因素引起的，30% 的患者是产前原因引起的，9% ~ 21% 的患者是围生期原因引起的，9% ~ 30% 的患者是产后的原因引起的。

引起癫痫的特定病因可能与儿童癫痫的发展有关。其他病因更可能与青春期癫痫的发展有关。唐氏综合征患者发展为痴呆等原因可能与成年后癫痫的发展有关。ID 患者癫痫最常见的原因是发育性的（表 4-3）。在胚胎神经板的背侧和腹侧退化后，大脑发育经历了四个主要阶段，在每个阶段，都可能发生异常。

应该强调的是，无论是否确诊为癫痫的患者，其癫痫发作都应进行全面调查，以排除可治疗的癫痫发作的病因，如低血糖、低钙血症和感染。在临床实践中，这种情况常见于 ID 和癫痫患者，本来控制很好的癫痫患者，因为尿路感染、月经、特定反射诱因、闪烁的灯光、拒绝或不完全接受治疗及其他可识别的医学诱因（药物和酒精、失眠和脱水）而突然发生的突破性发作。在这些情况下，治疗基础疾病是主要的治疗方法，而不是增加抗癫痫药的剂量。

表 4-3　癫痫的发育性病因的发病机制

发育过程	高峰期	异常结果	示例
神经元增殖	受孕后 2～4 个月	小头畸形 大头畸形	·结节性硬化症
神经元迁移	妊娠的前 6 个月	广泛性局灶性异常： 巨脑回畸形（脑回少而宽） 多小脑回畸形（过小脑回）	·异位 ·胼胝体发育不全
神经元组织	从妊娠第 6 个月到出生后数年	异常的神经元组织 异常的神经元分层 神经异常分支 突触增殖异常	·风疹 ·苯丙酮尿症 ·唐氏综合征 ·婴儿痉挛症
髓鞘形成	从妊娠第 3 个月到成年	髓鞘形成异常	·先天代谢缺陷 ·感染 ·毒素 ·酒精 ·低氧 ·低血糖

（二）频率

ID 患者不同癫痫发作类型的频率详见表 4-4。30%～40% 的成年 ID 和癫痫患者有一种以上的癫痫发作类型，30%～40% 每月有不止一次癫痫发作。

表 4-4　ID 患者不同癫痫发作类型的患病率

发作类型	患病率 *
强直–阵挛发作	60%～83%
失神发作	15%～37%
肌阵挛 / 强直性 / 惊厥（跌倒发作）	13%～21%
部分发作	25%～28%

注：* 有些患者有不止一种癫痫发作。

五、临床表现

ID 患者的癫痫通常难以诊断。通常他们的脑部解剖结构紊乱或出现其他脑部病变，可能会导致癫痫的表现方式不同。ID 患者经常缺乏对癫痫发作进行主观描述的能力。由于这些原因，高质量的脑部影像技术，如磁共振成像（magnetic resonance imaging，MRI），能有助于定位异常位置。训练有素的工作人员可以给 ID 患者做脑电图和 MRI，他们可以帮助患者顺利完成检查。有的时候，尽管团队提供了所有帮助和准备，患者仍无法应对检查，则可能需要使用镇静药后进行检查。在这种情况下，应权衡该检查的风险和益处，包括它改变患者治疗的可能性。

许多患有 ID 和癫痫的人会经历不止一种癫痫发作，有些人随着年龄的增长会发展为不同类型的癫痫。虽然强直 - 阵挛发作是 ID 患者中最常见的癫痫发作类型，但失神发作和肌阵挛性抽搐的发生频率也高于一般癫痫人群。其他类型的癫痫在 ID 患者中更为常见，包括惊厥性、强直性和肌阵挛性癫痫。前两种类型使 ID 患者更容易受伤。由于潜在的脑损伤，ID 患者更容易患顽固性癫痫，并且 ID 的存在是癫痫猝死（sudden unexpected death in epilepsy，SUDEP）的一个风险。最近的一项研究表明，与一般人群相比，该人群的 SUDEP 死亡率较高，并且没有证据表明就该问题与患者及其护理人员进行过讨论。

六、鉴别诊断

ID 患者的一些其他表现可能被误认为是癫痫，因此，应注意在没有足够令人信服的临床信息的情况下，不能将其诊断为癫痫（如突然发作，几分钟内自行缓解，癫痫先兆，典型发作伴随有其他发作标志如受伤、失禁，在发作期间无法交流，发作后意识模糊）。

鉴别诊断的示例如下：

（1）姿势异常（角弓反张）和肌张力障碍。

（2）精神药物的帕金森不良反应。

（3）非癫痫性发作（non-epileptic attack，NEA）疾病。

（4）晕厥。

（5）心律失常。

（6）心血管疾病表现为直立性低血压和跌倒。

（7）一过性脑缺血发作。

（8）偏头痛。

（9）猝倒。

（10）发作性控制不良综合征。

（11）抽搐。

（12）癔症性神游。

（13）短暂性完全性遗忘。

（14）周围神经卡压。

（15）一过性前庭症状。

（16）孤独症的刻板行为。

（17）眼球运动障碍、眼球偏差和眼球震颤。

（18）呼吸现象，如阻塞性睡眠呼吸暂停、过度换气和节律呼吸。

（19）代谢问题（低血糖、低钙血症等）。

（20）焦虑症（如惊恐发作）。

（21）过度惊吓反应症（异常惊吓反应）。

（22）非癫痫性肌阵挛现象。

（23）胃食管反流（桑迪弗综合征）。

（24）潜在脑损伤或孤独症情况下的异常脑电图。

（25）睡眠异态。

七、非癫痫性发作（NEA）

NEA 可能被误认为癫痫的突发性事件。NEA 的原因包括生理性的和心理性的。生理原因是多方面的，包括代谢失衡、偏头痛、眩晕、短暂性脑缺血发作（transient ischemic attack，TIA）、节律性运动障碍、急性肌张力障碍反应、心律失常和血管迷走性晕厥，等等。心理性的 NEA 以前曾被描述为心理性癫痫或假性癫痫。NEA 的真实患病率尚不清楚。然而，他们占转诊的疑似癫痫患者的 20% ~ 30%，占活动性癫痫患者的 10% ~ 30%。

心理性 NEA 的临床表现可能并不典型，如脑电图检查结果正常，但通常发作持续时间长且频繁，病程起伏不定，发作时逐渐发作，剧烈拍打和摆动运动，头部左右运动，骨盆推力和角弓反张。发作通常发生在公共场所 / 目击者面前；可能有明显的意识保留；眼睛可能闭上，不愿意张开。咬舌和重伤通常并不常见，但也可能发生；可能会看到擦伤。心理性 NEA 通常是后天获得的，可以通过详细的病史采集来确定。患者可能有过被虐待的经历。

心理性 NEA 的确诊是一种排除性诊断。但发作时的实时监测显示脑电图正常可以帮助确诊。不过应该记住的是，在某些真正癫痫发作的类型不一定表现在脑电图上，如额叶发作。此外，要注意心理性 NEA 可以与真性癫痫共存。

无论 NEA 的原因是什么，主要的治疗问题是避免进一步的伤害，通过纠正不正确的诊断和避免抗癫痫药（atiepileptic drug，AED）治疗来实现。心理治疗是心理性 NEA 的主要治疗手段，不推荐药物治疗。

八、癫痫和孤独症

相当多患有孤独症的 ID 患者在其一生中会患上癫痫，但由于该人群的异质性及研究方法和样本人群的不同，不同研究的患病率是不相同的。孤独症似乎是各种大脑发育异常的最终表现，这些异常也见于癫痫患者。孤独症和癫痫症可能有共同的遗传或神经发育原因。已经证明癫痫本身可能会导致孤独症的发展。

"综合孤独症"一词已被用来描述那些患有孤独症和相关神经发育综合征的人。已发现综合孤独症与较高男女比例、低智商、多发癫痫发作和脑电图异常，以及 MRI 大脑异常等相关。一项关于孤独症和癫痫的荟萃分析发现，不同智商的人，相对危险度（rlative risk，RR）存在很大差异，很多患有孤独症的 ID 的患者同时患有癫痫。这项荟萃分析的结果表明，患有严重 ID 和女性孤独症患者患癫痫的风险更高。

九、癫痫和唐氏综合征

尽管在不同的研究中，唐氏综合征患者的癫痫发生率各不相同，但大约 10% 的成年唐氏综合征患者会发展为癫痫，40 岁以上的患者会增加到 25% ~ 40%，在患有阿尔茨海默病的患者中比例更高。唐氏综合征患者常见的癫痫发作类型是强直 - 阵挛性、肌阵挛性、惊吓和反射性、局灶性和复杂性发作及婴儿痉挛。脑电图检查结果差异很大，从无异常到高节律失常。

在唐氏综合征患者的一生中，癫痫的发病率有 3 个高峰：①在儿童早期，癫痫与婴儿痉挛症之间存在特殊关联。在患有唐氏综合征的人中，婴儿痉挛症比较温和，肌阵挛性发作较多，且比没有唐氏综合征的人更容易控制。②在生命的第 3 个十年中，唐氏综合征患者的癫痫发病率上升，属于非 ID 的青少年患者的癫痫发病率的上升。这一现象与大量神经和突触的髓鞘形成和增殖有关，它们连接大脑的异常区域，从而使发作增加。③ 40 岁以上的唐氏综合征患者的癫痫发病率随着阿尔茨海默病的发展而达到顶峰。60% 的人在临床上出现痴呆症后开始发作。癫痫发作通常是强直 - 阵挛性的，但肌阵挛性发作可能特别显著。

唐氏综合征中除了癫痫发病率增加外，其他形式的癫痫比预期的要少见。例如，尽管唐氏综合征婴儿的感染率增加，但热性惊厥却很少见。ID 患者严重癫痫的一个重要原因——伦诺克斯 - 加斯托综合征，在唐氏综合征中发病率也较低。

唐氏综合征中癫痫的产生机制尚不完全清楚，但是有人认为与大脑的以下特征是相关的：①体积较小的大脑伴新皮质细胞结构异常。②颗粒细胞数量减少——可能抑制 GABA 细胞。③神经元和树突的形态异常——这可能会增强兴奋性。④神经元生理学和膜反应性改变。⑤神经递质的异常，如谷氨酸的异常。

应该记住，唐氏综合征患者的"滑稽动作"有多种，包括屏气、行为障碍、心律失常、睡眠障碍和许多无法诊断的症状。因此，通过肉眼观察、脑电图和 MRI 扫描进行仔细评估至关重要。

唐氏综合征癫痫对抗癫痫药反应良好，因此预后良好，但阿尔茨海默病患者除外。抗癫痫药的选择取决于癫痫发作的类型，但一般来说，广谱抗癫痫药是有效的。癫痫的诊断是临床性的，因此不是所有检查都适合痴呆症患者，特别是像脑电图和计算机断层扫描 / 磁共振成像这样的复杂的程序，这些检查给患者带来的痛苦可能大于好处。应考虑其他方面的检查，如全面的身体检查和血液检查。

十、与 ID 和癫痫相关的其他综合征

除了癫痫发作的分类之外，还有一个针对癫痫和癫痫综合征的单独系统。癫痫综合征是与一组症状和体征相关的典型性临床特征的集合。综合征由癫痫发作类型、发作年龄、病因、诱因、发育状况、脑电图检查结果、遗传学和神经影像学等来定义。

癫痫综合征分为：
- 位置相关性或局灶性癫痫（部分性发作）。
- 全身性癫痫（全面性发作）。

根据病因学知识，这些综合征进一步细分为：
- 先天性——推定为遗传性的。
- 症状性（继发性）——已知原因。
- 隐源性——推测有症状，但有未识别的潜在异常。

相对于仅对癫痫发作进行诊断，综合征诊断的优势在于它提供了更多信息，包括：
- 不仅从癫痫的角度，而且从学习和行为等其他特征进行预后的预测。
- 治疗选择：治疗选择不仅取决于发作类型，还取决于综合征的情况。
- 界定潜在病症诊断的可能性。
- 适当时进行遗传咨询。

ID 患者更有可能被诊断为相关的综合征；或者在某些情况下，癫痫和 ID 可能都是某种综合征的一部分，如伦诺克斯 - 加斯托综合征和雷特综合征。

表 4-5 详细介绍了与 ID 相关的一些常见癫痫综合征。

约有 1/4 的脆性 X 染色体综合征患者伴有癫痫，这种关联在男性患者比女性患者中更常见。在可导致重度至极重度 ID 的遗传综合征（如艾卡尔迪综合征、雷特综合征、快乐木偶综合征）中，癫痫的患病率可增加到 80% ~ 90%，且大多数情况下是有耐药性的。神经皮肤综合征，如结节性硬化症和斯德奇 - 韦伯综合征也常与癫痫有关。

表 4-5 与 ID 相关的癫痫综合征

综合征	共同特征	发病年龄	LD*程度	发作类型	治疗选择	预后
艾卡尔迪综合征	·只发生在女孩身上 ·脑结构异常, 脉络膜缺失 ·视网膜异常 ·身体异常	3个月之前	重度	·婴儿痉挛症(韦斯特综合征) ·可能性较小 ·局灶性运动异常和复杂部分性发作	·根据发作类型: ·氨己烯酸 ·皮质类固醇可能有帮助	·耐受治疗 ·可能在成年前死亡
快乐木偶综合征	·语言发育迟缓 ·15号染色体异常	18个月至2岁	中度至轻度	·肌阵挛抽搐 ·惊厥 ·强直性 ·全身性强直-阵挛发作 ·长时间失神发作	·丙戊酸钠 ·拉莫三嗪 ·卡马西平 ·左乙拉西坦	·癫痫会随着时间的推移而改善, 通常在10岁之后, 并可能在10~12岁时完全消失
良性婴儿肌阵挛性癫痫	·男孩多于女孩 ·家族史	4个月到3岁	有些人智力发育正常, 但有学习障碍的风险	·短暂发作, 伴随头部点头, 手臂猛抽和失去平衡	·丙戊酸钠	
早期肌阵挛性脑病	·可能有潜在生化疾病 ·多种病因: 代谢、迁移障碍, 非酮类高血糖症 ·发作频繁 ·癫痫发作数月后通常会转变为婴儿痉挛常软化 ·神经系统异常软化 ·许多家族性案例	新生儿或婴儿早期	重度	·肌阵挛抽搐 ·大规模肌阵挛运动 ·局灶性运动性癫痫发作 ·强直性痉挛	·苯巴比妥 ·皮质类固醇 ·**请勿使用丙戊酸钠**	·耐受治疗 ·可能在生命的第一年内死亡
肌阵挛失神发作性癫痫	·多见于男孩 ·家族史		不同程度	·上肢剧烈的节律性抽搐 ·强直-阵挛癫痫发作 ·惊厥癫痫发作 ·典型的失神发作	·丙戊酸钠 ·乙琥胺 ·拉莫三嗪 ·氯巴占	·可能产生药物耐受

（续表1）

综合征	共同特征	发病年龄	LD*程度	发作类型	治疗选择	预后
全身性癫痫伴热性惊厥	·家族史 ·从高热惊厥开始，并持续到正常年龄以上 ·与发热有关的癫痫发作	6个月至6岁	不同程度	·高热惊厥 ·伴高热惊厥（超出正常年龄范围） ·发热性全身强直-阵挛性癫痫发作 ·失神发作 ·肌阵挛性发作 ·惊厥发作 ·部分性发作	根据发作类型： ·高热惊厥：不需要 ·丙戊酸钠 ·拉莫三嗪 ·乙琥胺 ·氯巴占	可能需要联合用药 取决于癫痫发作类型，可能在6岁时停止，但可能是终生的
伦诺克斯-加斯托综合征	·频繁发作 ·已确定病因，如结节性硬化症 ·20%由婴儿痉挛症引起 ·行为障碍 ·癫痫病减慢——精神障碍恶化	2~8岁	中度至重度	·失张力发作 ·失神发作 ·非惊厥性癫痫持续状态 ·强直性发作 ·强直-阵挛性发作 ·部分性运动性发作 ·复杂的部分性发作 ·肌阵挛发作	·丙戊酸钠 ·拉莫三嗪 ·托吡酯 ·氯巴占 ·苯妥英钠 ·生酮饮食 ·胼胝体切开术 ·迷走神经刺激系统	可能会耐受治疗
婴儿期迁移性部分性癫痫	开始不频繁，但进展到每日50次，每日如此	生命的最初几周，也可能到6个月	重度	·部分发作 ·强直-阵挛性发作	·生酮饮食 ·溴化物可能有效	耐受治疗
肌阵挛-站立不能性癫痫	·多见于男孩 ·家族史 ·正常发育和神经病学	1~5岁	重度	·失张力 ·肌阵挛性发作 ·失神发作 ·强直-阵挛性发作	·丙戊酸钠 ·拉莫三嗪 ·氯巴占 ·乙琥胺	50%可能耐受治疗
大田原综合征	·潜在的脑结构异常 ·遗传相关 ·几个月后可能会变成婴儿痉挛症 ·神经严重异常	在前3个月，通常在生命的前10日	重度	·强直性痉挛 ·部分性运动性发作	外科手术	耐受治疗通常在出生后2年内死亡

（续表 2）

综合征	共同特征	发病年龄	LD*程度	发作类型	治疗选择	预后
拉斯马森综合征（有时称为耶尼科夫综合征）	· 慢性局部脑炎（虽然没有分离出病毒） · 缓慢进行性神经功能缺损	童年的任何时候	重度	· 局灶性发作 · 持续性局限性癫痫	外科手术	治疗耐受 寿命较短
雷特综合征	· 男孩总是比女孩受到更严重的影响 · X染色体遗传相关 · 前6~18个月发育正常	2岁以后	重度	· 强直－阵挛性发作 · 失神发作 · 肌阵挛性发作 · 强直性痉挛 · 婴儿痉挛	· 丙戊酸钠 · 卡马西平 · 拉莫三嗪 · 氯巴占	难以治疗 青春期问题可能会减少 寿命缩短
婴儿期严重肌阵挛性癫痫	· 最近才描述 · 可能开始时类似于高热惊厥的癫痫发作 · 可能由高温环境触发	生命的第一年	重度	· 部分性发作 · 肌阵挛抽搐 · 对高温非常敏感 · 高热惊厥 · 失神发作	· 苯巴比妥 · 丙戊酸钠 · 托吡酯 · 氯硝西泮 · 氯巴占 · 生酮饮食 拉莫三嗪：可能造成肌阵挛性癫痫发作加重	耐受治疗
斯德奇－韦伯综合征	· 存在胎记、葡萄酒色痣 · 非常罕见 · 2/3的儿童出现癫痫发作 · 青光眼 · 偏瘫	出生时或出生第一年的后期	重度	· 部分运动性癫痫发作 · 失张力发作 · 肌阵挛发作 · 婴儿痉挛 · 频繁和长时间的癫痫持续状态，托德瘫痪恢复	手术治疗：大脑半球切除术或半球切开术	耐受治疗
婴儿痉挛症	· 最初可能被误认为是绞痛 · 一连串的发作 · 呼吸急促致导昏厥，可能被误解为癫痫发作 · 心律失常 · 脑部畸形 · 代谢紊乱 · 90%患有婴儿痉挛	3个月至1岁	重度	突然屈曲，呈对称性	· 类固醇 · 氨己烯酸 · 硝西洋 · 丙戊酸钠	可能耐受治疗 大多数人继发其他形式的癫痫发作，包括：伦诺克斯－加斯托综合征

注：*LD（learning disabilities），学习障碍。

十一、癫痫、精神疾病和行为障碍

行为问题和精神疾病通常与 ID 患者的癫痫同时出现，临床医师在治疗此类问题时通常较为棘手。因此，重要的是找出它们与癫痫或治疗方法之间存在的关系。

同样重要的是，已知大多数精神药物会降低癫痫发作的阈值，但这些药物在临床上不会引起重视。与此同时，伴随的心理健康问题应得到有效治疗。癫痫患者的自杀风险较高，因此需要对患者进行常规评估。另外，一些抗癫痫药可能对心理健康产生不利影响，特别有些可能会增加精神疾病或挑战性行为（由于它们的直接不良反应或很少通过强制将过程正常化）。因此，药物的相互作用可能会在临床上造成非常混乱的情况，而这些患者由于高发的内科并发症，往往还在服用其他类型的药物，这可能使情况更加复杂。癫痫的社会心理影响（如耻辱感、不能开车或从事一些休闲活动）、遗传易感性和癫痫的潜在病因是导致该人群心理健康问题并发症增加的其他原因。在治疗癫痫患者的精神疾病时，应采用与普通人群相同的生物心理社会策略，以达到更好的结果。

癫痫患者的精神疾病可以根据其与癫痫发作时间相关的表现分为不同的类别：发作前、发作期、发作后和发作间。有关这些关联的详细回顾，建议读者参考特林布（Trimble）和施米茨（Schmitz）（2011）的《癫痫神经精神病学》（*The Neuropsychiatry of Epilepsy*）。

十二、检查

癫痫的诊断仍然是一种临床诊断。可采用各种检查帮助诊断，如磁共振成像和脑电图。对 ID 成人癫痫患者的检查取决于临床表现和检查的实用性。以下检查清单提供了一种模式，有助于为特定患者选择合适的检查方法。

（一）成年 ID 癫痫患者的检查层次

1. 临床
（1）癫痫发作史。
（2）癫痫发作观察，包括视频记录。
（3）体格检查，包括血压。
（4）实验室检查：①治疗前进行血液检测，以了解病因和获得基线数据。②通过尿液分析检测代谢紊乱情况。

2. 心脏病学
（1）心电图（ECG）检查心脏原因。
（2）对疑似晕厥进行倾斜试验。

3. 神经生理学

（1）发作间期脑电图（有或没有过度换气和光敏现象）。

（2）睡眠和动态脑电图。

（3）脑电图视频遥测（金标准）。

4. 放射学

脑 CT/MRI。

5. 专科检查（神经外科手术前）

（1）颅内和皮质脑电图。

（2）深部脑 EEG 和刺激。

（3）弥散张量成像（diffusion tensor imaging，DTI）和 MRS。

（4）脑电图 – 功能磁共振成像（electroencephalography-correlated functional magnetic resonance imaging，EEG-fMRI）。

（5）单光子发射计算机体层摄影（single photon emission computed tomography，SPECT）（发作期与发作间期的差别）和正电子发射体层摄影（positron emission tomography，PET）。

（6）脑磁图（magnetoencephalography，MEG）。

（二）ID 患者的 EEG 监测

同做任何检查一样，对 ID 患者进行 EEG 的过程，可能需要大量的准备工作、时间和耐心。在进行测试之前，需要衡量脑电图检查的益处和隐患，包括结果对患者个人治疗产生影响的可能性。在解释 ID 患者脑电图结果的性质和意义时，应考虑以下因素：

（1）72% ~ 91% 的患者脑电图记录会出现异常。

（2）47% ~ 64% 的患者会显示出过慢的背景活动。

（3）约 42% 的患者表现出癫痫样异常。

（4）18% ~ 22% 的患者表现出局灶性癫痫样活动。

说明性案例研究 4-1

一名 30 岁的轻度 ID 女性，被诊断为强直 – 阵挛性癫痫发作，服用丙戊酸钠和卡马西平联合治疗，多年无癫痫发作，但却有发作后 6 个月的异常行为史，通常可以自我缓解。这些行为持续几分钟，每周发生 2 ~ 3 次。最初这些行为被认为是行为性质的。心理社会策略和环境适应对这些行为没有改善，因此怀疑该病为复杂部分性癫痫发作。然而，患者对增加剂量的卡马西平没有反应。脑部 MRI 扫描显示额叶有一个界限清楚的脑膜瘤（她大约 10 年前的脑部 MRI 报告显示正常），该肿瘤被成功切除，没有出现并发症。手术后，癫痫发作得到了有效控制。

十三、癫痫死亡率

癫痫和 ID 患者的死亡率是普通人群的数倍。最近的一项研究表明，患有 ID 的男性和女性的全病因特异性标准化死亡率（standardised mortality rate，SMR）分别为 2.2［95% 置信区间（confidence interval，CI），2.0 ~ 2.4］和 2.8（95% CI，2.5 ~ 3.1）。患有癫痫和 ID 的男性和女性的 SMR 分别为 3.2（95% CI，2.7 ~ 3.8）和 5.6（95% CI，4.6 ~ 6.7）。

表 4-6 提供了 ID 患者中不同癫痫相关死因信息。

表 4-6　癫痫相关死亡的例子

- 溺死、烧伤和跌倒 / 头部外伤
- 癫痫猝死
- 自杀
- 抗癫痫药的不良反应或毒性
- 癫痫外科手术治疗的后果
- 癫痫发作期间异物吸入 / 窒息

（一）癫痫猝死（SUDEP)

SUDEP 占癫痫相关死亡的 7% ~ 17%。在患有 ID 和重度癫痫的患者中，SUDEP 可能是癫痫发作相关死亡的最常见原因。SUDEP 的发病率数据因所研究的人群而有所不同。一项对社区内服用抗癫痫药患者的研究显示，其发病率约为每年 1∶1 000。ID 和癫痫患者的 SUDEP 发病率估计为每年 1∶295。最近的一项研究计算了 ID 患者 SUDEP 的特异性标准化死亡率，发现男性为 37.6（95% CI，21.9 ~ 60.2），女性为 52.0（95% CI，23.8 ~ 98.8）。然而，这些数字可能被低估了，因为死亡证明分类的不准确导致了大量的 SUDEP 病例漏报。该研究还发现，在大多数 ID 病例中，几乎没有关于死亡情况的详细记录，没有与患者 / 看护者就癫痫死亡风险进行沟通剂量，也没有尸检报告或看护者进行丧亲咨询的治疗安排。

在 2002 年英国国立临床规范研究所（NICE）进行的一次全国审查后，估计 59% 的儿童 SUDEP 死亡和 39% 的成人 SUDEP 死亡可以通过适当的药物治疗来避免。已证明 SUDEP 与以下风险因素有关：

1. 人口统计学

（1）大多数 SUDEP 病例发生在 20 ~ 40 岁的癫痫患者中。平均年龄约为 28.6 岁。SUDEP 在儿童中很少见。

（2）大多数研究报道显示男女比例高达 7∶4。

（3）非裔美国人的 SUDEP 的发病率较高，这可能是由于该人群的癫痫发病率较高。

2. 其他风险因素

（1）ID 会增加 SUDEP 的风险。

（2）与一般癫痫患者相比，SUDEP 患者中过量饮酒是更常见的行为。

3. 癫痫

（1）34% ~ 70% 的 SUDEP 病例都有症状性癫痫发作。全身强直 - 阵挛性发作、发作年龄较小、癫痫持续时间超过 10 年和有过癫痫治疗手术史是癫痫发作相关的危险因素。大多数死于 SUDEP 的患者癫痫发作控制得很差。

（2）在接受治疗性手术的顽固性癫痫患者群体中，只有继续癫痫发作的患者才有发生 SUDEP 的风险。手术后没有癫痫发作的患者不会死亡。

4. 药物

（1）在大多数 SUDEP 病例中，尸检时的 AED 水平是低于治疗水平的。这可能是由于患者对 AED 的依从性差，这在 SUDEP 中很常见。

（2）使用多种 AED 的患者的 SUDEP 发生率明显高于使用单一 AED 的患者。

（3）最近 AED 疗法的变化也与 SUDEP 有关。

（二）给临床医师的建议

患者教育在预防猝死方面发挥着重要作用。现在有充足的信息可以让大多数患者放心，如识别高危患者，并提出降低 SUDEP 风险的方法。SUDEP 问题需要与患者和看护者专门讨论。癫痫治疗的目的是，使用有效的单药疗法和治疗剂量的 AED，有效控制癫痫发作。看护者需要接受强直 - 阵挛性癫痫发作的急性治疗、使用紧急药物终止癫痫发作，以及其他实用方法，包括在发作期间和发作后对患者进行病情定位及心肺复苏等培训。

在发作后的一段时间内，需要对呼吸进行监测。刺激发作后的患者可以降低 SUDEP 有关的呼吸暂停的概率。在门诊环境下的 SUDEP 远比在工作人员接受过强直 - 阵挛性癫痫急救治疗培训的群体环境中更常见。更换 AED 时，遵守药物治疗及额外护理和监测至关重要。

十四、癫痫的治疗

（一）NICE 指南

NICE 于 2012 年更新了英国成年 ID 患者癫痫治疗的国家指南（CG137）。下表总结了该文件的一些要点（表 4-7）。对于那些希望了解更多关于癫痫治疗的人来说，该指南是一个很好的知识来源。

表 4-7 对 ID 患者癫痫 NICE 指南的总结

- 如果怀疑有癫痫，患者应在 2 周内到癫痫专科医院就诊
- 在儿童、青年和成人癫痫患者中，无论是否有 ID，应针对每一类患者寻求一种治疗方案
- 不应歧视患有 ID 的儿童、青少年和成人，必须为他们提供与普通人相同的服务、检查和治疗
- 可能需要特别注意 ID 患者能否忍受检查
- 如有必要，应进行麻醉状态下的影像学检查
- 应进行旨在确定根本原因的检查
- 应提供充足的咨询时间以实现癫痫的有效诊断治疗
- 应使患者及其家人和 / 或看护者能够积极参与制订个性化的癫痫治疗计划，同时考虑到任何可能的合并症
- 在制订护理计划时，应特别注意 AED 治疗对认知和行为产生不利影响的可能性
- 关于治疗方法的选择及对疗效和耐受性的定期监测，建议对 ID 患者的与对普通人群相同

（二）癫痫护理计划

NICE 指南的一个关键信息是，应该通过多学科和多机构合作，用生物心理社会方法治疗 ID 患者的癫痫。这种方法的一个重要策略是制订全面的癫痫护理计划，并至少每年进行一次审查。癫痫护理计划的概述详见表 4-8，本章后面将针对某些方面进行详细讨论。

表 4-8 癫痫护理计划中的重点领域

生物学

1. 癫痫发作的诊断和病因
2. 癫痫发作类型、严重程度和频率 [查看癫痫发作日记（见下文）]
3. 有无长期癫痫发作及其治疗
4. 审查合并症
5. 药物的益处、不良反应和可能的相互作用

社会心理学

6. 充分探索治疗方案
7. 审查生活方式问题（就业、独立生活能力、避孕等）
8. 看护者的教育和培训

风险评估：综合风险评估（见下文）

计划：进一步检查的需要、药物的更换或其他机构的参与

（三）癫痫发作记录：癫痫发作日记

为了提供一个好的治疗，建立良好的记录系统至关重要。癫痫发作日记应对以下内容有明确描述：

（1）已发生的癫痫发作类型，以简单的语言而非医学术语描述。

（2）每次癫痫发作的频率和持续时间。

（3）所有需要给予急救药物（如口服咪达唑仑）或紧急干预的长时间癫痫发作的记录。

还应该包含对新药反应的清晰记录，包括对患者活动和行为的影响及任何药物不良反应。

对于在该领域工作的临床医师来说，除了了解当前的临床情况外，明确患者的基础发作病史至关重要。例如，当已知患者的耐药性病史的情况下，患者的癫痫控制可能看起来很差，但实际上处于最佳状态。因此，应询问看护者目前的癫痫控制情况与过去相比，是相同、更好还是更差。话虽如此，但最重要的还是追求癫痫发作最佳控制，千万不要认为 ID 患者不会有癫痫发作。

（四）风险评估

良好的风险评估是癫痫审查的另一个重要部分。在风险评估中需要关注的特定领域包括：

（1）家中的风险——尤其是厨房、浴室（洗澡）和楼梯的风险。

（2）社区内的风险——尤其是跌倒的风险（可能会通过提供轮椅或防护头盔等物理防护降低风险）。

（3）与休闲活动相关的风险——尤其是游泳或骑自行车。

重要的是要检查重度顽固性癫痫(尤其是强直 - 阵挛性癫痫)在紧急情况下，是否有使用急救药物的便捷方案。癫痫联合委员会制定了使用直肠地西泮和口服咪达唑仑作为急救药物的使用指南（www.jointepilepsycouncil.org.uk）。

十五、药物治疗原则

癫痫药物治疗的主要目标是：

（1）实现对癫痫发作的控制，或在理想情况下避免癫痫发作。在伴有脑部损伤或异常结构的患者的癫痫治疗中，避免癫痫发作通常是不可能的。

（2）保证生活质量，使患者能够正常参与日常活动。这主要与 AED 在实践中的耐受性和不良反应有关。

这两个目标需要平衡，因为不一定能完全控制癫痫发作。

（一）开始治疗

AED 治疗只有在充分考虑风险和益处后才能开始。应与患者及其家人 / 看护者讨论后做出决定。通常建议在第二次癫痫发作后进行治疗。如果出现以下情况，可以在第一次无诱因癫痫发作后考虑：

（1）该患者有神经系统缺陷。

（2）脑成像显示结构异常。

（3）脑电图显示明确的癫痫活动。

（4）患者或家人/看护者不能接受第二次癫痫发作（NICE，2012）。

对于 ID 患者，最好以低于 BNF 建议的剂量开始 AED 治疗，并以缓慢的速度逐步地增加剂量。如果要更换第二种 AED，应缓慢引入，并在达到第二种药物的最佳剂量后，逐渐停用第一种药物。任何时候只能添加或停用一种药物，目标是尽可能使用单一疗法。

在一些患有 ID 或孤独症的人中，药片可能不容易被接受，因此建议其他给药形式，如糖浆或粉末，不过，这可能会使治疗费用相应升高。

（二）隐蔽给药

在一些患者中，除了隐蔽地与食物或饮料混合给药外，别无选择。建议与当地药剂师进行讨论，以确保通过将药物与合适的食物或饮料混合来维持疗效（如不要与热饮混合或只是将粉末撒在酸奶上）。

如果隐蔽给药，最重要的是遵守法律法规（例如，英国的《心智能力法》）和国家指南，以确保团队的行动符合患者的最大利益，以避免不合规给药可能造成的严重发病和死亡。

多学科团队（multidisciplinary team，MDT）应详细讨论隐蔽给药的风险和益处，并确保看护者、家属和患者的辩护人（或独立的精神能力辩护人）或患者的法律代表（如果已经参与）充分参与。应建立详细的记录保存，以保障患者和相关专业人员安全。

十六、抗癫痫药（AED）

（一）抗癫痫药的选择

AED 的选择取决于癫痫发作的类型（表 4-9 和表 4-10）。尽管已经引入了许多新的 AED，但 NICE 仍然推荐卡马西平和丙戊酸钠作为一线药物。然而，某些患者不适合使用这两种药。例如，怀孕的女性应避免使用丙戊酸钠。卡马西平是一种有效的酶诱导剂，因此可能与其他药物相互作用。不过，奥卡西平可能是一种可接受的替代品。

要记住，在治疗某些癫痫时应避免使用某些 AED，因为它们可能对癫痫控制产生不利影响。对于失神发作性、失张力性、强直性和肌阵挛性癫痫的治疗，应避免使用卡马西平、加巴喷丁、氨己烯酸、噻加宾、奥卡西平、普瑞巴林和苯妥英钠。NICE（2012）还建议不要在婴儿痉挛、肌阵挛-站立不能性癫痫和兰道-克勒夫纳综合征、伦诺克斯-加斯托综合征和婴儿严重肌阵挛癫痫中使用卡马西平和奥卡西平。

人们仍担心苯巴比妥和苯妥英钠的毒性对行为的影响。因此它们不适合治疗 ID 患者的癫痫。苯巴比妥和苯妥英钠只能在尝试替代失败时或作为最终手段使用。

表 4-9　不同类型癫痫的药物治疗：部分发作

癫痫发作类型	一线药物	辅助药物
单纯部分性发作	卡马西平	加巴喷丁
复杂部分性发作	丙戊酸钠	噻加宾
部分性发作发展为继发性全面性发作	拉莫三嗪 奥卡西平 左乙拉西坦	左乙拉西坦 氯巴占 唑尼沙胺 托吡酯 拉科酰胺 普瑞巴林 醋酸艾司利卡西平

表 4-10　不同类型癫痫的药物治疗：全面性发作

癫痫发作类型	一线药物	辅助药物
失神发作（小发作）	丙戊酸钠 拉莫三嗪 乙琥胺	拉莫三嗪 丙戊酸钠 乙琥胺 托吡酯 氯巴占 氯硝西泮 唑尼沙胺
肌阵挛性发作	丙戊酸钠 托吡酯 左乙拉西坦	丙戊酸钠 托吡酯 氯硝西泮 左乙拉西坦 吡拉西坦 氯巴占 唑尼沙胺
强直性发作和失张力发作（跌倒发作）	丙戊酸钠	托吡酯 拉莫三嗪 卢非酰胺
强直-阵挛性发作（大发作）	卡马西平 丙戊酸钠 拉莫三嗪 奥卡西平	左乙拉西坦 氯巴占 丙戊酸钠 拉莫三嗪 托吡酯

（二）AED 的不良反应

ID 患者比一般人群更容易出现不良反应。这可能与他们潜在的脑部病变，以及因并发的精神或医学问题而服用其他药物有关，这也是药物需要缓慢滴定的部分原因。

监测 ID 患者对 AED 的不良反应是一项挑战，因为患者有沟通困难，所以通常不会主动提供此类信息。建议临床医师向患者及其看护者提供有关药物不良反应的信息，并在 MDT 其他成员（如护士）的帮助下定期监测相关信息。看护者应了解这些不良反应在 ID 患者身上的表现出的行为改变，例如，自伤、跌倒、攻击性、不想吃饭等。

评估行为变化与开始用药或改变用药之间的时间关联至关重要。一般情况下，与最近开始使用的（或最近的剂量变化）药物有关的任何新发挑战性行为都可能是一种不良反应（在没有其他明显原因，如感染或疼痛的情况下），除非另有证据证明其不是不良反应。话虽如此，注意不要将所有行为或在药物使用之前的行为归因于不良反应。

大多数 AED 起的常见不良反应包括：

（1）嗜睡。

（2）头晕。

（3）共济失调。

（4）恶心和肠胃紊乱。

（5）对言语的影响。

（6）行为障碍，包括激动、攻击性和激活精神病。

（这些不良反应通常与剂量有关，AED 剂量的减少会有所改善。）

此外，个别药物具有一系列特定不良反应。例如，氨己烯酸可引起视野缺损，唑尼沙胺和托吡酯可引起体重减轻和肾结石（表 4-11）。

说明性案例研究 4-2

一名 52 岁患有唐氏综合征的男性，最近被诊断为阿尔茨海默病，出现了无诱因的强直-阵挛性癫痫发作，需要进入急诊科。他遵医嘱服用丙戊酸钠，在接下来的几周内逐渐增加剂量，这对控制癫痫很有效。不幸的是，他出现了严重的震颤和日间嗜睡，对他的生活质量产生了负面影响。他遵医嘱服用左乙拉西坦，随后剂量逐渐增加，同时逐渐减少了丙戊酸钠的用量，成功地以最小的不良反应控制了他的癫痫症。

表 4-11 AED 的重要不良反应

AED	不良反应	意见
卡马西平 + 奥卡西平	视物模糊、头晕、站立不稳	不良反应通常与剂量有关；通过改进药物用量减少不良反应
	轻度一过性全身红斑皮疹	如果情况恶化或出现其他症状，请停用药物
	史－约综合征 血液异常：白细胞减少症、粒细胞缺乏症、再生障碍性贫血	撤回药物
	诱导肝酶： 卡马西平——强效诱导剂 奥卡西平——效力较低的诱导剂	降低以下药物的血浆浓度： · 口服避孕药 · 丙戊酸钠 · 乙琥胺 · 氯硝西泮
	低钠血症、水肿、骨代谢紊乱	骨代谢减少会导致骨质疏松
乙琥胺	常见的胃肠道症状，如恶心、打嗝、镇静、头痛 癫痫控制（强制正常化）后急性精神反应的风险显著高于其他抗癫痫药，包括丙戊酸钠	
氯巴占	明显的毒性作用：镇静、头晕、共济失调、复视	85% 的患者报告了这种情况 其中 5% ~ 15% 的患者情况显著
	对抗惊厥作用的耐受和戒断症状	
氯硝西泮	嗜睡、共济失调、运动失调 行为和性格变化：多动、烦躁、注意力不集中、易怒、破坏性、攻击性 眼球震颤、头晕、张力减退、视物模糊、复视、精神病反应 发作频率增加，出现不同类型的发作	
加巴喷丁	嗜睡、疲劳、头晕很常见 癫痫发作频率增加，尤其是肌阵挛恶化 行为问题增加，如多动症、无缘无故的愤怒 非特应性或超敏反应或肝毒性的报道	
拉莫三嗪	头痛、复视、头晕、共济失调和震颤很常见 3% ~ 5% 的患者出现皮疹，需要停药 很少有史－约综合征和多形性红斑的报道 镇静发生率低	
左乙拉西坦	一小部分服用者出现过度镇静、易怒和攻击性	
普瑞巴林	嗜睡、头晕 体重增加，恶心	

（续表）

AED	不良反应	意见
托吡酯	嗜睡、精神运动迟缓、言语障碍、神经质 头晕、共济失调、眼球震颤、感觉异常 情绪不稳伴有情绪障碍，包括抑郁症 行为改变，包括精神病症状 过度流涎、味觉失调 对认知的不利影响，如找词困难	
丙戊酸钠	体重增加（50% 的患者）常伴有恶心、呕吐、腹泻、上腹痛 头晕、嗜睡，有时姿势性震颤，眼球震颤，很少运动失调、共济失调 特异性反应，如高氨血症、胰腺炎 肝酶轻度一过性升高常见，肝毒性较少见（可能与剂量相关或异质性） 行为改变，包括精神性症状 20 岁前接受治疗的女性的无排卵周期、闭经和多囊卵巢	
噻加宾	头晕和一些中枢神经系统影响 对认知的不利影响最小	
唑尼沙胺	恶心和腹泻 厌食症和体重减轻 头晕和嗜睡 激动 如果出现皮疹，请停止使用	

对于 ID 患者来说，尤其重要的是要考虑骨骼健康。许多人行动不便，可能无法锻炼 / 遵循健康的饮食习惯。因此在接受 AED 治疗时，需要负向调节骨代谢的风险更大。

药物对育龄 ID 女性的致畸作用应详细讨论。通常建议向其他专科医师寻求建议，如妇科医师或儿科医师。

（三）抗癫痫药多重用药

许多 ID 患者的癫痫发作具有顽固性，导致经常采用抗癫痫药多重用药，通常癫痫控制仅略有改善。对于大多数人来说，使用两种以上的标准 AED 不太可能获得显著的额外益处。尽管如此，研究表明超过 40% 的患者接受了两种或多种 AED。此外，多达 1/4 的患者使用 AED 的同时使用抗精神病药，可能会影响癫痫发作频率。

（四）抗癫痫罕用药

这是一类只被允许用于特定综合征的药物。例如，目前正在采用添加司替戊醇治疗婴儿严重肌阵挛癫痫（婴儿严重肌阵挛性癫痫）中的癫痫。同样，卢非酰胺作为一种附加治疗，被批准用于治疗伦诺克斯－加斯托综合征患者的顽固性癫痫。

（五）抗癫痫新药

拉科酰胺通过钠通道发挥作用，被批准作为一种附加 AED 用于治疗伴发或不伴发继发性全身性癫痫的局灶性癫痫。它还被证明是糖尿病神经病变患者的有效镇痛剂。它可引起与其他 AED 类似的剂量相关不良反应（如头晕），以及特定的不良反应，如一级心脏传导阻滞（PR 间期延长）。

醋酸艾司利卡西平的作用方式与奥卡西平相似，且不良反应比卡马西平更大。

瑞替加滨被批准作为附加药物，用于治疗伴有或不伴有继发性全身性癫痫的局灶性癫痫。它作用于钾通道，也可用于治疗神经性疼痛和偏头痛，但它会导致皮肤变蓝、视网膜色素变化、QT 间期延长和精神方面的不良反应。

吡仑帕奈作用于 AMPA 受体，并获准用于治疗难治性部分性癫痫发作。除了与其他 AED 相似的常见不良反应外，它还可能增加精神／行为障碍的风险。

（六）治疗药物监测

NICE 对 AED 治疗药物监测的相关信息进行了研究，并得出结论，常规监测 AED 血液水平并不能改善癫痫发作控制。因此，只有在有临床指征时才应检查血药浓度。这些迹象包括：

（1）检测／怀疑不遵守处方使用 AED 的行为。

（2）AED 的疑似毒性。

（3）剂量调整，特别是在使用苯妥英钠的情况下。

（4）存在药代动力学相互作用的治疗。

（七）AED 之间的相互作用

表 4-12 记录了已知 AED 之间常见的重要相互作用。

十七、长时间或反复发作

任何全身强直－阵挛性发作持续 5 分钟或更长时间，以及 1 小时内发作 3 次或更多次的个体都应接受紧急治疗，通常使用直肠地西泮或口服咪达唑仑。

表 4-12　已知抗癫痫药之间发生的显著相互作用

引起相互作用的药物	受相互作用影响的药物												
	CBZ	CLB	CLN	ESM	GBP	LTG	LEV	PB	PHT	PRM	TGB	TOP	VPA
卡马西平（CBZ）		NE	↓CLN	↓ESM	NE	↓LTG	NE	↑↓PB	↑↓PHT	↑PRM	↓TGB	↓TOP	↓VPA
氯巴占（CLB）	NE		NE	NE	NE	NE	NE	NE	NE	NE	NE	NE	↓VPA
氯硝西泮（CLN）	↓CBZ	NE		NE	NE	NE	NE	NE	↑↓PHT	NE	NE	NE	NE
乙琥胺（ESM）	NE	NE	NE		NE	NE	NE	NE	NE	NE	NE	NE	NE
加巴喷丁（GBP）	NE	NE	NE	NE		NE	NE	NE	NE	NE	NE	NE	NE
拉莫三嗪（LTG）	↑CBZ	NE	NE	NE	NE		NE	NE	NE	NE	NE	NE	NE
左乙拉西坦（LEV）	NE	NE	NE	NE	NE	NE		NE	NE	NE	NE	NE	NE
苯巴比妥（PB）	↓CBZ	NE	↓CLN	↓ESM	NE	↓LTG	NE		↑PHT	NE	↑TGB	↓TOP	↓VPA
苯妥英钠（PHT）	↓CBZ	NE	NE	↓ESM	NE	↓LTG	NE	↓↑PB		NE	↑TGB	↓TOP	↓VPA
扑米酮（PRM）	↓CBZ	NE	↓CLN	↓ESM	NE	↓LTG	NE	NE	↑PHT		↓TGB	↓TOP	↓VPA
噻加宾（TGB）	NE	NE	NE	NE	NE	NE	NE	NE	NE	NE		NE	NE
托吡酯（TOP）	NE	NE	NE	NE	NE	NE	NE	NE	NE	NE	NE		NE
丙戊酸钠（VPA）	↑CBZ	NE	NE	↑ESM	NE	↑LTG	NE	↑PB	↑↓PHT	NE	NE	NE	

注：NE，没有预期的相互作用（在大多数情况下）；↓，指用药的药物水平降低；↑，指用药的药物水平增加；↑↓，指用药的药物水平升高或降低。

对于大多数成年人，建议使用 10 ~ 20 mg 的剂量。在某些情况下，药物可以在 10 分钟后重复使用；但是，必须考虑到潜在的呼吸抑制。

最近，口服咪达唑仑变得普遍，因为它比直肠地西泮更容易接受和给药。对于一些 ID 的儿童服务机构，它已成为首选药物。口服咪达唑仑应由经过培训的临床人员给药。如果家庭成员或看护者接受了适当的培训，并且专家团队事先同意，则可以由他们进行给药。

十八、顽固性癫痫

尽管进行了最佳药物治疗，但仍有持续性癫痫发作，则称为顽固性癫痫。在一般人群中，20% ~ 30% 的活动性癫痫患者患有难治性癫痫。ID 患者中此类癫痫的发病率较高。

癫痫发作的顽固性根据潜在的和伴随的条件而有所不同。例如，一项对患有癫痫的 ID 患者进行的 12 年随访研究表明，79% 没有神经系统异常的患者不再有癫痫发作（与普通人群的比例相同），而有神经系统异常的患者中只有 39% 不再有癫痫发作。脑瘫患者通常会出现难以控制的早期癫痫发作。

NICE 建议，仅在尝试使用 AED 单药治疗没有达到无癫痫发作目的时，才应考虑联合治疗（辅助或"附加"治疗）。如果联合治疗的尝试没有带来显著成效，治疗应恢复到患者最能接受的方案（单药或联合治疗），即在减少发作频率的有效性和不良反应的耐受性之间的最佳平衡点。

十九、神经外科

对于严重顽固性癫痫发作的患者，神经外科手术是最后的选择。有多种不同的手术方式，包括局灶性切除术、颞叶切除术、多叶切除术和半球切除术。它还包括功能性手术，如多处软膜下横切术、迷走神经刺激（vagus nerve stimulation，VNS）和胼胝体切开术。ID 不应被视为手术或 VNS 的禁忌证。

对于脑发育不全和严重跌倒发作的患者，局灶性切除术、半球切除术和胼胝体切开术等手术可能会有良好的改善作用。VNS 对于有明显癫痫发作预警的棘手病例可能特别有用，可以在预警时间激活设备以阻止癫痫发作。

绝大多数 ID 患者在手术后得到改善，有些患者术后不再出现癫痫发作。但是，必须根据个体情况评估手术的风险收益比。在转诊神经外科时，应考虑以下因素：

（1）癫痫和 ID 的病因学。

（2）其他并发症。

（3）手术前进行的检查，其中应包括神经生理学和神经心理学测试及神经影像学检查。

（4）为该客户群提供的支持服务。

二十、社会心理投入

当治疗 ID 患者的癫痫时，重要的是在药物或生物治疗的同时考虑社会心理方面的护理和评估。例如，遗漏了重大的环境风险（可通过职业治疗的风险评估进行筛选）就开始使用抗癫痫药是准备不充分的。

社会服务是癫痫治疗的 MDT 的重要组成部分，可以提供必要的调整，包括辅助技术，如癫痫病床传感器，可以在患者需要紧急帮助时提醒看护者。作为 MDT 的一部分，社会服务项目还可以对患者有权获得的福利、暂托设施、日间中心 / 日间活动、培训、志愿 / 辅助性就业，以及住宿和辅助性生活安置进行评估。他们还可以进行照顾者的需求评估，所有照顾者和家庭都有权获得这种评估。

二十一、患者信息

除了保持最新的癫痫治疗知识外，临床医师还应在教育患者、家庭成员和照顾者方面发挥适当的积极作用。

应向患者和照顾者提供易于理解的信息（通过传单或网站），并进行癫痫相关的培训。其中包括 SUDEP 的相关信息及如何处理紧急情况（包括安全使用癫痫抢救药物）（表 4-13）。

表 4-13　有用的患者信息网站

www.epilepsy.org.uk

www.epilepsyresearch.org.uk

www.epilepsysociety.org.uk

www.sudep.org

www.sudepaware.org

说明性病例研究 4-3

　　一位患有孤独症和全发性癫痫的 44 岁女性患者住在辅助生活区，为了检查她的癫痫控制情况，她在你的诊所就诊。你注意到，在过去的 2 年中，你的实习医师逐渐将她的拉莫三嗪增加到每日 2 次，最多 125 mg，但未能成功控制她的强直 - 阵挛性癫痫发作。

　　在进一步的病史采集中，你意识到她在没有护理人员监督的情况下，自己服药。工作人员最终设法进入她的公寓，发现她在过去 12 个月里一直在囤积药物。你安排了另一次审查，但你注意到讨论治疗依从性时她变得非常焦虑。你讨论不良反应时，她也表现得很困惑。尽管她表面上看起来说话很流利，但她很难重复你刚刚向她解释过的内容。

　　问题：

（1）治疗癫痫遇到的主要问题是什么？

（2）这种情况下的风险是什么？

（3）你还会让谁参与你的治疗方案？

（4）非药理学方面治疗其癫痫的方法有哪些？

参考文献

1. Commission on Classification and Terminology of the International League Against Epilepsy (1981) Proposal for revised clinical and electrographic classification of epileptic seizures. Epilepsia 22:489–501.

2. National Institute for Health and Care Excellence (2012) The epilepsies. The diagnosis and management of the epilepsies in adult and children in primary and secondary care. Clinical guidelines CG137 Available at: http://guidance.nice.org.uk/CG137 (accessed 6 January 2015).

3. Trimble MR, Schmitz B (eds.) (2011) The Neuropsychiatry of Epilepsy. Cambridge University Press, New York.

延伸阅读

1. Alarcon G, Nashef L, Cross H, et al. (2009) Epilepsy. Oxford Specialist Handbooks in Neurology. Oxford University Press, New York.

2. Amiet C, Gourfinkel-An I, Bouzamondo A, et al. (2008) Epilepsy in autism is associated with intellectual disability and gender: evidence from a meta-analysis. Biol Psychiatry 64(7):577–582.

3. Betts T (1998) Epilepsy, Psychiatry and Learning Difficulty. Martin Dunitz and Parthenon Publishing, London.

4. Branford D, Bhaumik S, Duncan F (1998) Epilepsy in adults with learning disabilities. Seizure 6:473–477.

5. Brodie MJ, Schachter SC, Kwam P (2009) Fast Facts: Epilepsy. 4th edn. Health Press Ltd., Oxford.

6. Chapman M, Iddon P, Atkinson K, et al. (2011) The misdiagnosis of epilepsy in people with intellectual disabilities: a systematic review. Seizure 20(2):101–106.

7. Corbett J (1981) Epilepsy and mental retardation. In: Reyonds ER, Trimble MR (eds.) Epilepsy and

Psychiatry. Churchill Livingstone, Edinburgh: pp. 138–146.

8. Deb S (2007) Epilepsy in people with mental retardation. In: Jacobson JW, Mulick JA (eds.) Handbook of Mental Retardation and Developmental Disabilities. Kluwer Academic Publishers, New York: pp. 81–96.

9. Forsgren L, Edvinsson SO, Blomquist HK, et al. (1990) Epilepsy in a population of mentally retarded children and adults. Epilepsy Res 6:234–238.

10. George JR, Davis GG (1998) Comparison of anti-epileptic drug levels in different cases of sudden death. J Forensic Sci 43:598–603.

11. Goulden J, Shinnar S, Koller H, et al. (1991) Epilepsy in children with mental retardation: a cohort study. Epilepsia 32:690–697.

12. Kerr MP, Mensah S, Besag F, et al. (2011) International consensus clinical practice statements for the treatment of neuropsychiatric conditions associated with epilepsy. International League of Epilepsy (ILAE) Commission on the Neuropsychiatric Aspects of Epilepsy. Epilepsia 52(11):2133–2138.

13. Kiani R, Tyrer F, Jesu A, et al. (2013) Mortality from sudden unexpected death in epilepsy (SUDEP) in a cohort of adults with intellectual disability. J Intellect Disabil Res 58(6):508–520.

14. Kirkham F (1995) Epilepsy and mental retardation. In: Hopkins A, Shorvon S, Cascmo G (eds.) Epilepsy. Chapman & Hall Medical, London: pp. 503–520.

15. McGrother C, Bhaumik S, Thorp C, et al. (2006) Epilepsy in adults with intellectual disabilities: prevalence, associations and service implications. Seizure 15(6):376–386.

16. McVicker R, Shanks OEP, McClelland R (1994) Prevalence and associated features of epilepsy in adults with Down's syndrome. Br J Psychiatry 164:528–532.

17. Nashef L, Fish DR, Gamer S, et al. (1995) Sudden death in epilepsy — a study of incidence in a young cohort with epilepsy and learning difficulty. Epilepsia 36:1187–1194.

18. Olsson I, Steffenburg S, Gillberg C (1988) Epilepsy in autism and autistic-like conditions. A population-based study. Arch Neurol 45:666–668.

19. Ring H, Zia A, Bateman N, et al. (2009) How is epilepsy treated in people with a learning disability? A retrospective observational study of 183 individuals. Seizure 18(4):264–268.

20. Steffenburg U, Hagberg G, Kyllerman M (1996) Characteristics of seizures in a populationbased series of mentally retarded children with active epilepsy. Epilepsia 39(9):850–856.

第五章 痴 呆 症

Satheesh Kumar Gangadharan & Amala Jovia Maria Jesu
Leicestershire Partnership NHS Trust, Leicester, UK

> 那些患有痴呆症的人仍然是人，他们仍然有故事，他们仍然有个性，他们都是个体，他们都是独一无二的。他们只需要在人类层面上进行互动。
>
> 凯里·穆里根（Carey Mulligan）（英国女演员，自 2012 年起任英国阿尔茨海默病协会大使——译者注）

一、定义

痴呆症是由脑功能障碍引起的获得性认知障碍的临床综合征。它与记忆力、思维、行为和日常活动能力的退化有关。虽然多见于老年人，但它既不是正常衰老过程的不可避免的部分，也不是老年人独有的问题。痴呆症对看护者、家庭和整个社会都有重大影响。

二、患病率

与普通人群相比，智力障碍（ID）者患痴呆症的风险更高。调查临床 ID 患者患痴呆症的研究，报告了不同的患病率，具体取决于所使用的诊断标准。在斯特赖敦（Strydom）等人的研究中（2007），使用 DSM-Ⅳ标准，在 60 岁以上人群中观察到 ID 的临床痴呆症患病率为 13.1%，在 65 岁及以上人群中为 18.3%。

唐氏综合征是已知的最常见的 ID 病因，它会带来更高的痴呆症患病风险，尤其是阿尔茨海默病型痴呆症。唐氏综合征患者临床痴呆症的患病率在 30 ~ 39 岁年龄组中不到 5%，在 50 多岁时急剧增加至 50%，在 60 岁以上人群中高达 75%。据了解，发病率的高峰期是 50 岁出头。

在未患唐氏综合征的 ID 患者中，痴呆症发病年龄稍有提前，同时患病率也比一般人群更高。由于缺乏对这一人群的有效研究，导致这一现象的原因尚不清楚。该群体也具有与普通人群相似的痴呆症病因。痴呆症最常见的四种病因是阿尔茨海默病、路易体痴呆、血管性痴呆和额颞叶痴呆（图 5-1）。

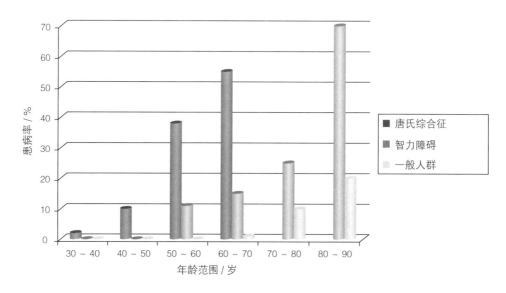

图 5-1 唐氏综合征、智力障碍（未患唐氏综合征）和一般人群中与年龄相关的痴呆症患病率

三、临床表现

ID 患者痴呆症的常见表现有记忆力减退、言语能力退化、性格和行为转变、定向障碍和功能退化（表 5-1）。有相当一部分患者出现癫痫发作或大小便失禁，这些症状在非 ID 患者的痴呆症后期才会出现。额叶症状，如活动和言语迟缓、失去兴趣、退缩及情绪和行为问题，也可能是 ID 患者的痴呆症的表现症状。

表 5-1　痴呆的主要特征

认知能力	记忆力下降、失语、失用、失认、执行功能障碍
非认知能力	情绪不稳定、易怒、冷漠、社会行为粗暴
社会方面	自理能力和日常生活能力下降 人际困难和行为问题

四、ID 患者痴呆症的临床分期

由于临床表现、病前认知和适应技能水平的可变性，很难确定 ID 患者的痴呆症的阶段。图 5-2 给出了识别 ID 患者痴呆症早期、中期和晚期阶段的一般指南。

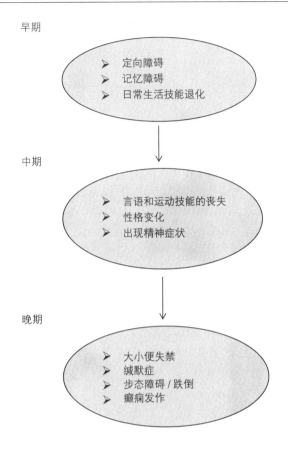

早期

> ➤ 定向障碍
> ➤ 记忆障碍
> ➤ 日常生活技能退化

中期

> ➤ 言语和运动技能的丧失
> ➤ 性格变化
> ➤ 出现精神症状

晚期

> ➤ 大小便失禁
> ➤ 缄默症
> ➤ 步态障碍／跌倒
> ➤ 癫痫发作

使用抗痴呆症药在早期最可能有效，但在痴呆症的中、晚期可能效果有限。

图 5-2　ID 患者痴呆症的临床分期

五、ID 患者痴呆症的诊断

痴呆症的诊断需要有明确的认知功能改变的证据，如记忆障碍、语言能力障碍（失语症）、执行复杂任务的能力丧失（失用症），以及对时间和地点的定向障碍。这些都与日常生活技能、行为和个性的变化有关（DSM-Ⅳ、ICD-10）。

中度或重度 ID 患者认知功能的客观测量和任何变化的检测仍然是临床医师面临的挑战。

唐氏综合征患者的一些临床问题可能与痴呆症相似。这些疾病也可能与痴呆症共存并需要治疗。表 5-2 列出了在做出痴呆症诊断之前需要考虑的可能导致痴呆症样症状的其他原因。

> **评估挑战**
> ·由于抽象思考和交流能力下降，患者难以提供主观描述。
> ·由于认知功能和适应技能的损伤程度不同，难以识别细微的临床变化。
> ·存在其他缺陷，如感觉障碍和孤独症，导致遮蔽或改变了表现。
> ·难以配合血液检查、感觉筛查和神经影像学等检查。

表 5-2　与痴呆症症状相似或重叠的其他症状

原因	详述
社会心理	丧失亲人、与关键人物失去联系、日常活动的变化、任何重大的压力性生活事件（如性虐待或身体虐待）等
环境	对新环境的需求增加，缺乏足够的环境刺激
感觉障碍	听力障碍、视力障碍（白内障）等
癫痫	癫痫开始发作或癫痫发作增多
疼痛	腹痛、背痛、严重便秘引起的不适等
代谢变化	甲状腺功能减退、贫血、维生素 B_{12} 或叶酸缺乏、低血糖或高血糖、电解质紊乱等
其他脑部疾病	血肿、影响大脑的感染及脑肿瘤
心理健康状况	抑郁症、精神病、严重的焦虑症等
药物	增加抗癫痫药、具有胆碱能不良反应的药物、多种药物等

六、评估

国家智力障碍和痴呆症实践工作组（2013 年梅奥医学中心论文集）建议采用九步法。皇家学院报告 CR155 中也对评估过程进行了详细描述。表 5-3 采用了这两个来源的信息。

表 5-3 ID 患者痴呆症评估的要点

评估相关内容	详细内容
病史、精神病史和心理社会史	病史，包括心血管疾病病史、任何神经系统疾病、头部受伤史、代谢紊乱的证据，如甲状腺功能减退（如果已经诊断，是否得到充分治疗） 精神病病史，包括目前或过去的任何抑郁症证据、双相情感障碍或任何精神病丧失亲人、社会关系的变化、存在的任何压力事件等
病史中关于身体各项功能的初始状态描述	在可能的情况下，使用涵盖所有功能领域的结构化工具收集
当前功能的描述	应使用知情人问卷系统地收集信息。请参阅相关工具列表（附录 5-1）
药物审查	对药物进行全面审查，特别关注新增加的或剂量变化的药物。以下药物引起认知障碍的风险较高：精神活性药物、抗癫痫药或抗胆碱药，以及具有镇静作用的药物
家族史	精神分裂症、心血管疾病、中风、糖尿病、类风湿关节炎、系统性红斑狼疮等家族史
环境	生活环境的质量、居住环境中智障人士的比例、日常活动的质量和数量
身体检查	在可能的情况下进行彻底的身体检查，在无法进行身体检查的情况下进行身体健康筛查（如 OK 身体健康检查）
检查项目	全血细胞计数、尿素和电解质、血糖、甲状腺功能、肝功能、维生素 B_{12} 和叶酸水平、血脂、感觉筛查、心电图（ECG）、MRI 脑部扫描或头部 CT 扫描（如果可行的话）
精神状态检查和认知评估	许多结构化工具有助于 ID 患者的认知评估（附录 5-2）
信息整合和做出诊断	评估通常是由一些专业人员进行，因此应讨论所有人收集的信息，以做出明确的诊断

说明性案例研究 5-1

　　彼得（Peter）55 岁，患有不明原因的轻度 ID，与父母同住。直到最近，他尚能生活自理。在他父母偶尔的提醒和监督下，他已经能够照顾好自己了。彼得经常帮父母做家务，打扫庭院，帮父亲做园艺。他去日托中心做志愿工作。他以前可以自己去附近的城镇，也可以少量购物。尽管他有时很难理解一些单词的意思，但他可以很好地沟通，他的阅读和写作能力有限。

　　彼得表现出健忘的症状，有时会发生意识错乱（不知道自己在哪里，不记得自己应该做的事等）。以上这些表现与未患 ID 的人有些相似。尽管彼得需要支持性治疗，并调整治疗方法，但可能有必要进行详细的认知评估。他进行了全面的身体检查，诊断为阿尔茨海默病。

说明性案例研究 5-2

　　玛丽（Mary）45 岁，患有唐氏综合征和中度 ID。她住在支持性居住区，并参加了一个日间看护服务中心。她的个人护理需要看护者的帮助，不能独立行走。玛丽的词汇量为 50 个单词，可以使用一些马卡顿手势，但不能阅读和书写。她表现出了行为上的变化，其中包括小组会议中吵闹和捣乱，晚上睡不好及拒绝接受个人护理的帮助。有一两次，她对那些试图提供个人护理的护理人员大打出手。精神科医师仔细询问了她的病史，发现她的技能发生了细微的变化（穿衣服能力——她经常穿错衣服，在小组会议中遵循指示的能力，在一段时间内从事一项工作的能力等）。在过去的几个月里，她的护理人员发生了一些变化，这可能是导致她发生变化的因素之一。遗憾的是，没有关于她发病前技能的明确记录，因为她是在母亲去世两年后搬进支持性居住区的，之前没有得到卫生服务部门的帮助。评估没有发现抑郁症或其他心理健康问题的证据。

　　玛丽不愿意配合进行全面的身体检查，因此，由社区 ID 护士进行了 "OK 身体健康检查"。检查表明玛丽在听力方面有一些困难，她经常自己捏自己的耳朵。除了耳朵问题，健康筛查没有显示任何身体健康问题的证据。玛丽不愿意配合进行 MRI 或 CT 扫描。

　　在社区护士进行脱敏工作后，GP 对玛丽的耳朵进行了检查并采集血液样本。耳朵检查显示耳垢嵌塞，使用温橄榄油成功治愈。这在一定程度上改善了她的行为（不再捏耳朵，并且能够比以前更好地遵循指令），但前面描述的其他变化并未改善。血液检查没有发现任何异常结果。

　　社区护士使用学习障碍者痴呆症问卷（DLD），收集了玛丽在最初评估时的适应能力水平，并在 6 个月后再次进行评估。对两个 DLD 评分的分析显示，玛丽的认知和社交得分在 6 个月内有所增加，表明在此期间损伤增加。在 6 个月的时间里，玛丽开始出现大小便失禁，走路时有点不稳，不能像以前那样进食时不弄脏衣服。一名职业治疗师还完成了对玛丽的运动和处理技能的评估，观察到以前未观察到的突出问题。

　　精神科医师在分析收集到的信息后做出了痴呆症的诊断。

七、痴呆症的治疗

　　药物在痴呆症治疗中的作用有限。有关 ID 患者痴呆症治疗的详细指南，请参阅英国皇家精神病医学院智力障碍学院文件（CR155）。在表 5-4 中总结了在 ID 痴呆症患者中使用药物治疗的主要原则。

　　许多药物可延缓痴呆症的进展，作用效果同普通人群一样。目前在 ID 患者中使用药物治疗的证据基础有限。

　　流程 5-1 可为 ID 患者使用抗痴呆症药提供指导。

表 5-4　痴呆药物治疗的证据基础

用于治疗痴呆症认知症状的药物	特效药物试验对痴呆症有益处的证据概述
乙酰胆碱酯酶（AChE）抑制剂： 多奈哌齐 加兰他敏 利凡斯的明	三种 AChE 抑制剂多奈哌齐、加兰他敏和利凡斯的明，被推荐作为治疗轻度至中度阿尔茨海默病的选择（国家健康与临床卓越研究所，2011）： ·ID 痴呆症患者的证据有限 ·普瑞舍（Prasher）等（2005）：接受利凡斯的明治疗的人在 24 周内整体功能和适应性行为的下降较少 ·普瑞舍等（2002）：多奈哌齐的双盲无效对照剂试验表明，使用 24 周时的疗效无统计学意义。该研究的样本量太小，无法探索在轻中度疾病组中的疗效 ·洛特（Lott）等（2002）：在对多奈哌齐的开放标签研究中，他们发现治疗可明显提高唐氏综合征痴呆症量表的得分［格迪（Gedye），1995］。但是，也存在方法上的缺陷 ·普瑞舍等（2003）：在对唐氏综合征患者使用多奈哌齐治疗的开放标签研究中，他们发现抗痴呆症药治疗与整体功能和适应性行为的初步改善有关。在 104 周的随访中发现，虽然治疗组和对照组都有恶化，但治疗组恶化程度明显较少 ·普瑞舍等（2013）：与未接受治疗的人相比，在 6 个月内口服和皮下注射利凡斯的明治疗的人认知和整体功能的下降显著减少
NMDA 拮抗剂 美金刚	对于具有非认知症状和 / 或行为、对 AChE 抑制剂有过敏和不耐受或有禁忌证的中度阿尔茨海默病患者，以及患有严重阿尔茨海默病的人，建议将美金刚作为治疗阿尔茨海默病的一种选择（国家健康与临床卓越研究所，2011） 在唐氏综合征患者中进行的一项前瞻性随机双盲对照试验比较了美金刚与对照剂，没有发现任何显著差异。然而，这项研究的唐氏综合征患者，有的临床诊断为痴呆症，而有的没有诊断，因此限制了临床意义的范围

八、痴呆症的行为和心理症状的治疗

精神药物在治疗 ID 和痴呆症患者的神经精神症状方面的作用有限。只有在以下情况下才应考虑使用：

（1）其他环境 / 心理社会方法的效果有限或没有效果。

（2）症状的风险被评估为高。

只有在对每种情况下的风险和益处进行非常仔细的评估后才能考虑使用这些药物（表 5-5）。

诊断 ID 和唐氏综合征成人患者可能患有的阿尔茨海默病：
- 排除痴呆症的其他原因（表 5-3），尤其是血管性痴呆症、抑郁和感觉障碍
- 检查甲状腺功能
- 如果可能，进行 MRI 或 CT 扫描
- 考虑使用 DC-LD 或 ICD-10 诊断标准

如果阿尔茨海默病处于早期或中期，按照美国智力落后协会（American Association on Mental Retardation，AAMR）指南考虑使用抗痴呆症药：
- 考虑使用抗痴呆症药治疗的风险和益处
- 与患者/护理人员讨论风险和益处
- 获得患者/护理人员对治疗试验的同意并确保患者对药物依从性
- 必要时进行心电图（ECG）

使用以下一种或多种量表确定关键问题领域：
- 学习障碍者痴呆症问卷（DLD）
- 适应性行为量表（ABS）第 1 部分
- 文兰适应性行为量表（Vineland）
- 亲属压力量表（RSS）
- 异常行为清单（ABC）

尽可能开始治疗时小剂量用多奈哌齐、加兰他敏、利凡斯的明或美金刚
密切监测任何药物不良反应——与看护者建立电话联系

4 周后在诊所对患者进行重新评估：
- 治疗效果，尤其是在关键问题领域
- 任何严重的药物不良反应；停止用药
- 如果需要，考虑增加剂量

继续密切关注：
- 临床改善情况
- 任何药物不良反应

在 12 周和 24 周结束时重新进行临床评估：
- 使用 DLD、ABS 第 1 部分、Vineland 或 RSS 或 ABC 重新评估关键问题领域
- 对没有疗效患者停止药物治疗

对那些有疗效的患者继续治疗并在 48 周结束时重新评估
使用 DLD、ABS 第 1 部分、Vineland 或 ABC 重新评估关键问题领域

如果治疗持续超过 48 周：
- 继续使用评分量表，每隔 6 个月对患者进行监测
- 告知看护人员未来可能中止治疗的原因，如疾病进展到晚期

流程 5-1　对患有唐氏综合征的成人 ID 患者的痴呆症进行诊断和治疗

表 5-5 痴呆的行为精神症状（behavioral and psychological symptoms of dementia,
BPSD）的药物干预：表中总结了非 ID 患者的证据

BPSD 的治疗药物	证据基础概述
抗精神病药	第二代抗精神病药（SGA）曾被广泛用于痴呆症相关行为障碍，但现在它们的使用存在很大争议。造成这种情况的原因有 3 个：①效应量小。②耐受性差。③和死亡率增加之间的相关性未知 非 ID 患者的证据表明，与对照剂相比，奥氮平和利培酮具有较小的有效性优势，但由于镇静、精神错乱和锥体外系不良反应，所有药物的耐受性都很差 在英国和美国，已发出警告称奥氮平、利培酮、喹硫平和阿立哌唑用于痴呆症时，会导致中风，增加死亡率 氨磺必利曾被使用，但它在这组患者中的安全性尚不清楚。传统的抗精神病药如舒必利也被使用，尽管镇静和抗胆碱作用可导致认知障碍的恶化
乙酰胆碱酯酶抑制剂和美金刚	国家健康与临床卓越研究所 2011 年建议，有非认知症状的轻度至中度阿尔茨海默病患者，如果非药物治疗方法不合适或无效，且抗精神病药不合适或无效，则可给予乙酰胆碱酯酶抑制剂 可以向对乙酰胆碱酯酶抑制剂不耐受或有禁忌证的中度至重度阿尔茨海默病患者提供美金刚
抗抑郁药	为了治疗抑郁症状，首选 5- 羟色胺选择性重摄取抑制剂（serotonin-selective reuptake inhibitor，SSRI），但需要注意会发生低钠的风险。有一些舍曲林在治疗痴呆症者抑郁症方面的证据 有新的证据表明 SSRI 可用于治疗痴呆症患者的躁动。也有一些可用性证据表明许多临床医师更喜欢曲唑酮
心境稳定剂	如果证据表明有快速循环情绪障碍或明显的情绪波动，可以使用卡马西平或丙戊酸钠等药物

注：目前没有证据表明这些药物可用于 ID 和痴呆症患者。

治疗应遵循以下原则：

- 应告知患者（如果患者能够理解信息）和看护者治疗的风险和益处。特别是评估脑血管危险因素，讨论可能增加的中风／短暂性脑缺血发作的风险，以及可能对认知产生的不利影响。
- 定期识别和监测患者症状。
- 应定期评估和记录认知变化。
- 如有必要，应考虑替代药物。
- 应以尽可能低的剂量开始用药并缓慢增加剂量。应按照最低有效剂量使用药物。
- 治疗应有时间限制并定期复查（每 3 个月或根据临床需要）。

说明性案例研究 5-3

> 布伦达（Brenda）是一位55岁的患有唐氏综合征的女性，住在一个养老院中。护理人员报告说她的个人卫生状况恶化，他们将其归因于个人护理技能的丧失。她经常在家里迷失方向。她经常健忘，并指责其他居民偷她的东西。据护理人员说，这些变化是在她母亲6个月前去世后才被注意到的，当时她就住在这个院里。她晚上睡眠不好，有时在后花园里被看护者发现，看起来意识很混乱。她有轻度ID，以前没有接受过相关服务，她现在已被全科医师转诊以行进一步评估。
>
> 问题：
> （1）你将如何评估这个案例？
> （2）有哪些诊断可能性？
> （3）治疗方案是什么？

参考文献

1. Haxby, J.V. (1989) Neuropsychological evaluation of adults with Down syndrome: patterns of selective impairment in non-demented old adults. Journal of Mental Deficiency Research, 33 (Pt. 3), 193–210.

2. Moran, J.A., Rafii, M.S., Keller, S.M., Singh, B.K. & Janicki, M.P. (2013) The National Task Group on intellectual disabilities and dementia practices consensus recommendations for the evaluation and management of dementia in adults with intellectual disabilities. Mayo Clinic Proceedings, 88 (8), 831–840.

3. National Institute for Health and Care Excellence (2011, March) Donepezil, galantamine, rivastigmine and memantine for the treatment of Alzheimer's disease. NICE technology appraisals (TA217). http://www.nice.org.uk/guidance/ta217 (accessed 6 January 2015).

4. Strydom, A., Livingston, G., King, M. & Hassiotis, A. (2007) Prevalence of dementia in intellectual disability using different diagnostic criteria. British Journal of Pharmacology, 191, 150–157.

延伸阅读

1. Cooper, S-A. (1997) High prevalence of dementia amongst people with learning disabilities not attributed to Down's syndrome. Psychological Medicine, 27, 609–616.

2. Deb, S. (2003) Dementia in people with an intellectual disability. Reviews in Clinical Gerontology, 13, 137–144.

3. Holland, A.J., Hon, J., Huppert, F., Stevens, F. & Watson, P. (1998) Population-based study of the prevalence and presentation of dementia in adults with Down's syndrome. British Journal of Psychiatry, 172, 493–498.

4. The British Psychological Society and the Royal College of Psychiatrists (2009) Dementia and People with Learning Disabilities; Guidance on the Assessment, Diagnosis, Treatment and Support of People with Learning Disabilities Who Develop Dementia. Leicester: British Psychological Society.

基于参考文献的证据

1. Lott, I.T., Osann, K., Doran, E. & Nelson, L. (2002) Down syndrome and Alzheimer's disease: response to Donepezil. Archives of Neurology, 59, 1133–1136.

2. Prasher, V.P., Huxley, A. & Haque, M.S. (2002) A 24 week, double blind, placebo controlled trial of donepezil in patients with Down syndrome and Alzheimer's disease – pilot study. International Journal of Geriatric Psychiatry, 17, 270–278.

3. Prasher, V.P., Adams, C. & Holder, R. (2003) Long term safety and efficacy of donepezil in the treatment of dementia in Alzheimer's disease in adults with Down syndrome: open label study. International Journal of Geriatric Psychiatry, 8, 549–551.

4. Prasher, V.P., Fung, N. & Adams, C. (2005) Rivastigmine in the treatment of dementia in adults with Down syndrome. International Journal of Geriatric Psychiatry, 20, 496–497.

5. Prasher, V.P., Sachdeva, N., Adams, C. & Haque, M.S. (2013) Rivastigmine transdermal patches in the treatment of dementia in Alzheimer's disease in adults with Down syndrome – pilot study. International Journal of Geriatric Psychiatry, 28, 219–220.

问卷参考资料

1. Albert, M. & Cohen, C. (1992) The Test for Severe Impairment: an instrument for the assessment of people with severe cognitive dysfunction. Journal of the American Geriatric Society, 40, 449–453.

2. Ball, S., Holland, T., Huppert, F.A., Treppner, P. & Dodd, K. (2006) CAMDEX-DS: The Cambridge Examination for Mental Disorders of Older People with Down's Syndrome and Others with Intellectual Disabilities. Cambridge, UK: Cambridge University Press.

3. Evenhuis, H.M. (1996) Further evaluation of the Dementia questionnaire for persons with mental retardation. Journal of Intellectual Disability Research, 40, 369–373.

4. Gedye, A. (1995) Dementia Scale for Down's Syndrome – Manual. Vancouver: Gedye Research & Consulting.

5. Sparrow, S.S., Cichetti, D.V. & Balla, D.A. (2007) Vineland II: Vineland Adaptive Behaviour Scales (2nd ed.). Oxford: Pearson.

6. Sturmey, P., Tsiouris, J.A. & Patti, P. (2003) The psychometric properties of the Multi-Dimensional Observation Scale for Elderly Subjects (MOSES) in middle aged and older populations of people with mental retardation. International Journal of Geriatric Psychiatry, 18, 131–134.

附录 5-1 ID 痴呆症的筛查工具

问卷	有用信息
学习障碍人士痴呆症问卷（DLD）[艾文辉斯（Evenhuis），1996]	它有 50 个项目和 8 个分量表。看护者可自行完成此问卷。它需要 15 ~ 20 分钟就能完成。认知分数和非认知分数可以分别进行汇总。如果认知评分总和增加 9 分或总分增加 13 分，则考虑诊断为痴呆症
唐氏综合征痴呆症量表（DSDS）[格迪（Gedye），1995]	共有 60 个问题，按照痴呆症的早期、中期和晚期阶段进行分类。这是唯一一个可以确定痴呆症阶段的工具。它需要经过培训的人，即心理学家来治疗，理想情况下，应该采访两名知情者
老年受试者多维观察量表（MOSES）[斯特米（Sturmey），2003]	这是一份包含 40 个项目的调查问卷，涵盖五个方面——自助技能、迷失方向、抑郁、易怒和社交回避。知情者根据 1 周的直接观察进行评分，10 ~ 15 分钟即可完成
日常生活技能问卷（DLSQ）（国家老龄研究所，1989）	这是一项 28 个项目测试，评估日常生活技能方面的能力。它涵盖穿衣（5 项）、手灵巧度（2 项）、饮食（6 项）、个人卫生（5 项）、家政服务（5 项）和定向能力（5 项）
文兰适应性行为量表[斯帕罗（Sparrow）等，1984]	这不是专门针对痴呆症的，但对于识别适应性行为的变化非常有用

附录 5-2 用于诊断 ID 痴呆症的神经心理学测试

工具	有用信息
唐氏综合征精神状态考试（DSMSE）[哈克斯比（Haxby），1989]	包括一系列神经心理学测试，评估广泛的技能，包括个人信息的回忆、对季节和星期几的定位、记忆、语言、视觉空间功能和练习，大多数测试都需要口头回答
重度损伤测试（TSI）[艾伯特（Albert）和科恩（Cohen），1992]	最初是为了测量患有严重痴呆症患者的认知障碍而开发的，该量表包含的 6 个领域是运动表现、语言产生、语言理解、记忆、概念化和一般知识，该量表已被证明具有用于 ID 的有效性和信度
CAMDEXDS（改编自 CAMDEX-R）[鲍尔（Ball）等，2006]	包括对个人的直接评估和结构化的知情者访谈，特别强调的是建立相较于个人最佳功能水平的变化

第六章 饮食困难

JennyWorsfold[1]，NickyCalow[1] & David Branford[2]
[1]*Leicestershire Partnership NHS Trust，Leicester，UK*
[2]*English Pharmacy Board，Royal Pharmaceutical Society，London，UK*

> 误吸只是吞咽困难的一个小因素，还有许多其他的体征和症状受到复杂的生理、功能、感官、行为和心理社会因素的影响，这些因素都会对吞咽困难的评估和治疗产生影响。
>
> 拉曾比 – 帕特森（Lazenby - Paterson）等（2013）

一、定义

实际生活中，一系列的广泛因素会在饮食的过程中影响机体的营养补给、水合作用、尊严感和机体享受度。在这种范畴下，"饮食困难"包括吞咽困难（指吞咽时食物从口腔至胃的运送过程中受阻，产生咽部或食管部位的梗阻，而致胸骨后出现停滞、堵塞等不适感）、丧失独立进食能力、咀嚼困难及保持安全姿势饮食的困难。本章旨在讨论如何治疗智力障碍（ID）的成年患者的饮食困难，并不涉及对儿童相关症状的治疗。

如果不对饮食困难进行治疗，患者会有营养不良、脱水、反复的胸部感染、吸入性肺炎和死亡的风险。饮食困难还有可能导致患者丧失尊严、失去选择和快乐的能力。

二、临床表现

本章内容旨在作为指导，帮助临床医师决定出现哪些症状需要进一步检查，以便做出诊断（见表6-1）。

表 6-1　常见的饮食困难的相关症状及其考虑因素

症状	考虑因素
体重减轻	膳食摄入量不足 饮食姿势不正确 感染 作为另一种疾病的一种临床表现，如癌症导致的体重减轻 胃肠道：①吸收不良。②饮食不耐受 齿列不良 神经肌肉：①自身运动协调不良。②吞咽困难 医源性因素 药物不良反应 心理健康因素：①抑郁症。②精神病。③饮食失调。④痴呆症 行为问题 环境导致的注意力分散
脱水	液体摄入不足（可能是由于不喜欢稠化液体所致，建议安全吞咽） 自我限制液体摄入，避免频繁排尿或失禁 饮食姿势不正确 肾脏疾病 胃肠道：①吸收不良。②齿列不良 心理健康因素：①抑郁症。②精神病。③饮食失调。④痴呆症 神经肌肉：失去运动协调性，无法自行饮水或将液体留在口中
进食时 / 进食后疼痛	齿列不良 鹅口疮 胃食管狭窄 环咽痉挛（由于肌肉痉挛而感觉"喉咙有肿块"） 胃食管反流 胃溃疡 / 消化系统疾病 幽门螺杆菌感染 胆结石
进食时咳嗽	饮食姿势不正确 运动技能或肌肉张力的变化 满嘴食物 / 填塞 进食过快——无论是自主进食还是护理者喂食 食物咀嚼不当 吞咽困难 / 吞咽障碍 胃食管反流 环咽痉挛 咽囊疾病 药物引起的吞咽困难 由于环境的干扰导致认知和注意力的改变 记忆或心理健康 解剖结构的变化 呼吸系统损害，如慢性阻塞性肺疾病（COPD）、慢性哮喘 口腔敏感度降低

（续表）

症状	考虑因素
复发性胸部感染	哮喘 COPD 口腔卫生不良 吞咽困难导致食物或饮料的吸入 吸入性反流 吸入性呕吐 反胃
呛噎	呼吸系统损害，如慢性哮喘、COPD 食物变质 口腔敏感度降低 口腔装得过满 / 填塞 进食过快 环咽痉挛 吞咽困难 / 吞咽障碍 胃反流
食物从嘴中流出，沾在衣服上	饮食姿势不良 丧失运动技能 / 丧失运动技能协调性 肌肉张力异常（增加或减少） 震颤，包括药物引起的症状 口腔敏感度降低

三、与进食困难和 ID 相关的症状

许多 ID 相关疾病与饮食困难有关。经许可，表 6-2 改编自查德威克（Chadwick）和乔利夫（Jolliffe）的相关研究成果[2009；英国患者安全局（National Patient Safety Agency，NPSA]。

表 6-2 与饮食困难相关的疾病

疾病	引发饮食困难的原因
唐氏综合征、威廉姆斯综合征、脆性 X 染色体综合征	• 与口咽结构问题有关，涉及上腭、牙齿和舌头
鲁宾斯坦 – 泰比综合征、脑瘫、癫痫、雷特综合征以及努南综合征	• 运动处理困难，引发肌肉痉挛，肌肉张力或肌肉协调的变化，包括舌运动异常
一般智力障碍问题	• 智障人士往往口腔健康状况较差，而其牙菌斑中存在的呼吸道病原体可能会被吸入肺部，从而使该个体易患肺部感染 • 取决于喂食者的喂食方式 • ID 和 / 或有住院史的患者更容易发生窒息事件，如吃得太快和迅速塞满食物

四、患病率

很难找到关于成人 ID 吞咽困难发生率的可靠报告，部分原因是吞咽困难的定义中包括饮食困难的不同阶段。

据有关研究报告统计，社区样本中的成人 ID 患病率为 5% ~ 8%，医院样本患病率更是高达 30%。此外，与普通人群相比，ID 患者的窒息发生率更高。

---

1 048 名有学习障碍或可能相关疾病的患者的死亡，与固体或液体及气管内异物引起的肺部炎症有关（占可识别死亡人数的 14%）。而在其他人群中，这一因素导致的死亡只占了 2% 多一点。

[英国数据] 格洛弗（Glover）和阿尤布（Ayub），2010

据报道，有心理健康问题的人吞咽困难的频率在 8%（查德威克和乔利夫，2009）~ 49%［谢泼德（Sheppard）和霍克曼（Hochman）］（1989，引述谢泼德，2006）（表 6-3）。

表 6-3　药物引起的吞咽困难

症状	药物示例
流涎减少会导致口干，使食物团块"黏稠化"并增加窒息的风险	三环类抗抑郁药，一些抗精神病药，抗胆碱药
唾液分泌增加导致流涎，并有可能导致窒息发作，尤其是在吞咽已经受到影响的情况下	一些抗精神病药，特别是氯氮平
震颤	典型的抗精神病药引起，但也可以由抗抑郁药引起
食欲不振	SSRI 及相关抗抑郁药
吞咽肌肉张力降低，难以开启或协调食物从口到胃这一过程中所需要的肌肉运动	肌肉松弛药，如苯二氮䓬类和巴氯芬

流程 6-1 展示了英国识别和治疗 ID 患者饮食困难的最优方法。

五、营养需求管理

NICE 成人营养支持指南建议，所有在护理院、住宿院和医院（住院和门诊）的个人都应进行营养不良风险筛查。这一筛查可以通过使用营养不良通用筛查工具（malnutrition universal screening tool，MUST）［伊利亚（Elia），2003］或其他经验证的工具来实现。

任何有风险的人都应密切监测各项指标，包括体重，食物和液体摄入图表及血液生化。应考虑转送当地营养和饮食服务机构。

　　通常应首先采纳关于定期正餐和零食，以及食品强化的建议，根据"改善口服营养补充剂使用系统和过程的指导原则"（英国国家处方中心，2012）或当地药物管理指南，酌情使用口服营养补充剂。如果不能使体重停止下降，应该考虑补充饮食摄入的替代方法（如鼻胃管或胃造口管喂养）。

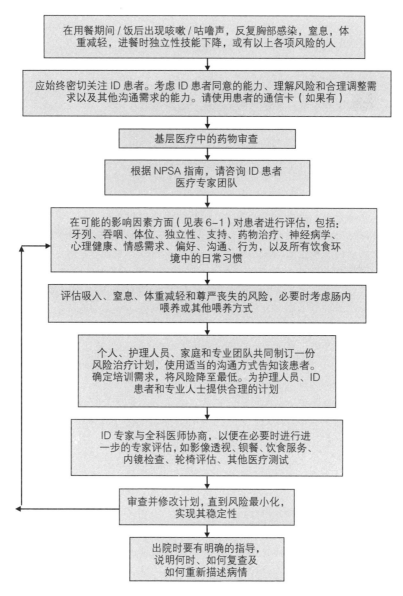

流程 6-1　智障患者吞咽困难的处理流程

说明性案例研究 6-1

米纳（Meena）是一名 35 岁的女性，患有严重的 ID，具有挑战性行为、动脉粥样硬化性脑瘫、骨骼变化和视力障碍。她的全科医师对她进行年度健康检查。她的护理人员报告说，她在过去 6 个月中发生了 3 次胸部感染，在此期间，她的体重从 45 kg（BMI = 18 kg/m²）下降到 40 kg（BMI = 16 kg/m²）。

全科医师审了药物和身体健康状况，并将米纳转给饮食服务部门以获得营养建议，并将其交给 ID 患者医疗专家团队审查其饮食治疗。

营养师建议定期进餐和零食、食品强化并开具了口服营养补充剂的处方。

米纳智障人士医疗专家团队的意见如下：①语言治疗师（speech and language therapist，SLT）评估并发现她有口腔技能下降和吞咽不协调的风险。使用米纳的通信护照，米纳同意服用更安全吞咽的食物和饮料。同时言语和语言治疗师编写了详细的支持计划，详细说明了所做的食物口感方面的调整，口头支持和降低风险所需的具体过程和节奏。米纳正在服用可导致口干的精神药物。ID 精神科医师将药物从氟哌啶醇和丙环定改为利培酮，这可以减轻口干的严重症状。②理疗师重新评估米纳的饮食稳定性，并调整她的椅子以提高躯干稳定性，进而改善头部控制。③职业治疗师重新评估后，推了更方便的杯子，以防止液体流失。并确保杯子也允许稠化的液体通过喷嘴。

治疗计划已更新，它为护理人员提供了明确的支持计划。整个夏天，米纳的病情保持稳定；然而，随着冬天的临近，她的胸部感染复发，她的体重再次降低。根据米纳的支持计划，米纳的护理人员联系言语和语言治疗师寻求建议，因为存在以下方面的误吸风险：①呼吸系统受损（脊柱侧凸影响脊柱，降低肺活量）。②咽喉吞咽困难。③无法保持稳定的姿势。④体位受损导致的反流。⑤体重减轻。

语言治疗师与全科医师联系，并通过影像检查来评估吞咽的细节。目前还没有进一步的治疗技术可减少吞咽困难引起的误吸风险。该团队与全科医师合作，评估这位女士是否有能力决定肠内喂养，并得出结论，她没有能力做出这个选择，因此这将是一个最有利的决定。米纳的家庭也参与了这一决定。考虑这一做法对米纳可以带来的益处和存在的风险，全科医师参考胃肠科医师的建议并进行了评估。此外，社区智障人士的护士也参与进程中来支持米纳和她的家人。米纳被推荐给家庭肠道喂养营养师，让他们来解释肠道喂养的风险和好处，以及如何在实践中使用，并为护理人员提供支持。

胃肠专家提出他可以进行放置肠内饲养管的手术，因此召开了讨论最佳方案的会议，并同意继续进行。米纳接触了一位具有经皮内镜胃造口术（percutaneous endoscopic gastrostomy，PEG）经验的患者，以便尽可能地了解手术内容。营养师和护士辅助患者的恢复和培训。言语和语言治疗师识别安全的优选食物，这些食物可以继续口服，以尽量减少风险和维持生活质量，并相应地调整治疗计划。

明确的护理计划由包括患者和家庭在内的整个团队制订，并在所有饮食环境中实施。团队和全科医师对患者的身体状况持续监测，直到稳定。出院时，所有护理人员都须了解审查流程及如何重新转诊。

六、降低风险

如案例研究中所述，降低误吸风险的策略可能影响深远，包括体位、稳定性、支持、药物、独立性和环境的变化。改变食物口感可能有效，但也可能具有侵入性，令人痛苦。因此不应只考虑这一点，也应考虑侵入性较小的方法。

七、口感的调整

食品口感的调整可以降低误吸的风险，言语和语言治疗师在评估患者的口腔运动和吞咽能力后可能会推荐这一方法。食物质地的变化可能会让一个人感到痛苦，因此有必要让这个人尽可能多地了解他们的需求，并考虑到他们的偏好。美国国家患者安全管理局（2011）制定了一套食品口感描述规定，使得食品可以从正常口感被调整为其他口感，分别是：

（1）叉子可捣碎的食物。

（2）预制食物。

（3）浓酱状。

（4）稀泥状。

八、增稠饮品

增稠剂可以用于饮品，通过产生黏性团块来降低风险，其移动更慢，并且能改善剂量控制。言语和语言治疗师通常会联系临床医师提出此要求。剂量取决于实际对流体的预期效果。英国的流体口感由2002年编写的国家描述标准所规定（表6-4和表6-5）。

确定了三个阶段的厚度标准，但其命名是主观的，目前受到很多争论。增稠剂的使用可以增加热量并改变液体中的盐含量，并且必须由处方者根据个人情况制订。

表6-4　基于成人描述口感变化的国家标准

描述	正常	自然状态	一级	二级	三级
预期浓度	水、茶、咖啡、南瓜	牛奶、一些补充剂、奶昔、冰沙	可以通过吸管或杯子喝，在勺子背面留下薄薄的涂层	不能用吸管喝，可以用杯子喝，在勺子背面留下厚厚的涂层	不能用吸管或杯子喝，需要用勺子舀

注：英国饮食协会和皇家言语和语言治疗师学院联合工作组（2002）。

表 6-5　临床上增稠剂的使用（基于临床医师经验）

类型	方法	备注	例子
淀粉基	将粉末添加到杯子或罐子里的预制饮品中	增稠剂可能会维持不溶的状态，因此需要在每一口之前搅拌，它们看起来呈颗粒状，很难与奶制品混合	Fresenius Kabi Thick & Easy™ Nestle RESOURCE® THICKENUP®
黄原胶基	根据说明添加粉末	杯子里的饮品配制好后，看起来没有任何变化，似乎可以长久地保持这样的口感 适合清淡的饮品	NUTRICA Nutilis Clear RESOURCE® THICKENUP CLEAR®
预增稠饮品	无	便携式、混合好的成品，理想化的口感，可能成本会高	Slō Drinks® Nutilis drinks

九、唾液治疗

ID 患者可能因多种原因难以控制唾液。音调降低和面部肌肉协调困难会导致唾液在口腔前部积聚，然后从口腔流出。感官意识的降低也可能会抑制对积蓄唾液的识别，并且患者可能没有意识到吞咽的必要性，因此唾液控制出现问题（表 6-6）。

未吞咽的唾液也可能留在口腔中，导致呼吸阻塞、呕吐、咳嗽和误吸。如果药物导致口腔卫生受损或唾液量减少，患者的唾液可能会富含细菌，如果吸入，则更有可能导致吸入性肺炎［朗默（Langmore），2002］。

十、窒息

与普通人群相比，ID 患者窒息的风险更高［塞缪尔斯（Samuels）和查德威克（Chadwick），2006；塞克（Thacker）等，2007］。这是由于几个因素造成的，包括咀嚼困难、吞咽困难、药物作用和异常行为，如吞食和异食癖（吃非食物的物质）。患有孤独症谱系障碍、偏执狂和痴呆症等精神疾病的人，以及受到禁用性反应影响的人，可能容易受到日常生活变化和强迫症的影响，从而影响进食速度和接受食物的范围。

治疗方案包括改善饮食节奏、改变饮食环境、增加支持和药物检查，同时尽可能让患者参与护理计划。ID 患者医疗专家团队可以通过临床观察、评估和行为护理计划为护理人员提供支持，并为员工或护理人员提供吞咽困难治疗的相关培训。

表 6-6　治疗唾液分泌过多的方案

选项	治疗者	优势和局限
致敏作用可以帮助一个人更清楚地意识到唾液积聚并将其吞下	言语和语言治疗师	取决于人的能力、洞察力及吞咽的能力 不一定会成功 可以与其他治疗联合使用 非侵袭性
改善姿势以防止唾液从口中流出 / 正面定位以鼓励唾液逸出并减少汇集	理疗师	取决于保持姿势的能力 可以与其他治疗相结合 非入侵性
功能疗法	护工	使用手帕围嘴、止汗带或湿巾 患者可能不记得擦拭或吞咽，但护理人员的口头提示可能就足够了
东莨菪碱舌下含服 / 贴剂	基层医疗医师	唾液分泌减少会使咀嚼更困难，降低了对食物的润湿作用，从而增加窒息或吸入干燥食物的风险 应该用肉汁、酱汁和调味汁使食物湿润 唾液量减少会增加唾液中的细菌浓度，吸气后更增加细菌数量，唾液清洁效果降低 唾液和分泌物会变得黏稠，难以清除和吞咽 口腔会感到干燥和不适，使吞咽困难 如果患者咳嗽无力，风险就会增加
肉毒杆菌毒素注射	外科医师	具有侵入性，成本高昂，需要评估同意
涎腺转移手术	外科医师	只有在药物治疗和物理治疗无效后，才会进行手术转移唾液腺 可供选择的手术包括： ·下颌下腺切除术 ·腮腺导管改道 ·下颌下导管的重新定位 ·下颌下腺切除术 由于手术是一种侵入性操作，可能会增加麻醉风险和术后并发症，包括出血和疼痛 在进行手术之前，可能需要进行能力评估

十一、吞咽药物

ID 患者可能会发现吞咽药片很困难，原因有很多。评估吞咽困难的原因应考虑以下因素：

（1）解剖学：如由于吞咽困难导致的腭部畸形或胃造口喂食。

（2）生理：口干，感觉药片卡在喉咙里，出现反流症状。

（3）其他：对药片大小的担忧，对药片的厌恶，药片外观的变化，以及仿佛"永远"存在的液体制剂。患有孤独症谱系障碍的人对新药物的接受度可能比较小（如可能只接受"蓝色药物"）。

十二、治疗策略

（1）确定片剂是否可以粉碎／溶解在水中（片剂粉碎／切割前，请务必与药房联系）。

（2）如果经皮内镜下放置胃造口管，请检查路径是否畅通。

（3）选择替代品，如口分散片、液体和其他制剂，如喂药器。

（4）如果上述方法失败，对秘密药物治疗的能力进行评估并权衡利弊，以达到利益最大化。明确记录多学科团队（MDT）的成员名单，其能力评估，做出最佳利益决定的原因，以及何时审查并让家庭／护理人员参与此决定。

十三、饲管

有严重吞咽困难的个体可能需要完全避免口服食物、液体和药物，因此可能需要鼻胃管或插入胃造口管。有两种胃造口术：①皮内镜下放置胃造口管，是一根直接插入胃部的管子。这是较常见的胃造口术。②经皮内镜下空肠扩张胃造口术(percutaneous endoscopic gastrostomy with a jejunal extension，PEGJ][由于经皮内镜下空肠造口术（percutaneous endoscopic jejunostomy，PEJ）很少使用，我们认为最好改用 PEGJ]。PEGJ 用于容易出现反流和疾病或有吸入高风险的患者。

由于越来越多的人意识到确保充足的营养和液体摄入对于促进和维持健康的重要性，短期和长期喂食都提高了肠内饲管的使用率。当口服摄入非常困难时，或当由于吞咽困难或梗阻而限制食物进入胃肠道时，胃造口管提供了一种改善营养摄入的方法。营养师是 MDT 的重要成员，他们确保胃造口管患者获得足够的液体和营养，并将根据个人需求和相关疾病状态开出饮食处方。为了保持良好的卫生和预防感染，以及减少胃管堵塞或流出的风险，需要对胃管本身进行护理。

需谨慎选择处方用药时的喂养方式。理想情况下，给药应该有一个间隙（例如，苯妥英钠等药物需要在饭后 2 小时给药，因为它们会与食物中的蛋白质结合）。一些药物会与食物发生反应，产生不溶性沉淀物，可能堵塞饲管。

开处方药时应考虑以下几点：①含有山梨糖醇的液体药物会引起渗透性腹泻。剂量是累积的，所以风险随着药物的数量而增加。患者可能会因腹泻而感到疼痛。②吸收不良，特别是在进入空肠时，因为药物可能进入胃肠道位置太低而无法充分吸收。③从某些片剂转换为液体时，生物利用度会发生变化。④从改良释放制剂改为液体时，单次给药剂量减少，但间隔时间更短。⑤黏性液体堵塞管子的风险。⑥药物与塑料管结合的风险——这些药物在给药前需要稀释。

采用肠内饮食或其他方式的 ID 患者通常需要仔细考虑配方的选择。可能有另一种可用的给药途径，如将药片更换为贴剂。许多液体制剂相对较黏稠，并且对于需要改变饮食的个体给药是安全的；但是，可能需要增稠液体药物。如果没有可用的液体制剂，则可能需要压碎片剂或打开胶囊，然后与水混合后服用。通过增稠、压碎或打开胶囊来改变药物配方，从而改变药物吸收到体内的过程。改性释放药物不得被压碎或咀嚼［赖特（Wright）等，2012］（表6-7）。

表6-7　不可压碎或打开的药物种类

所有肠溶衣药物——这些药物可能是一种刺激物或容易受环境条件的影响
改良或缓释制剂——这些制剂的药代动力学将被改变为激素或细胞毒性药物——会有对给药人员造成伤害的风险
硝酸盐——有爆炸的理论风险

对于具有肠内管的 ID 患者，他们通过胃造口术接受所有液体、营养和药物治疗，重要的是要确保喂养方案不会对药物产生不利影响，例如，苯妥英钠可以与食物中的蛋白质结合。必须明确指导吞咽困难/胃造口管患者的护理人员如何安全用药，这需要言语和语言治疗、营养学和药学，以及相关处方者的多学科投入，提供书面信息可能效果较好。许多制药公司会获得向吞咽困难/胃造口管患者施用药物的信息，但他们会强调没有稳定的信息来源，而且这是未经许可的。有许多有用的参考资料来源，其中包含有关吞咽困难/胃造口管患者的药物处方和治疗信息，以及某些药物的相关论文，包括抗癫痫药和精神药物。

十四、PEG 管给药指南

（1）有许多指南和资源可用于指导特定药物的服用。因此，我们在这一版书中未提供此类指南的表格。可获得定期更新的信息来源，包括：① UKMi（2009年12月；2010年1月部分修订）。药品 Q&A 294.1a：无法服用固体口服剂型患者的治疗选择。可在以下网址下载：https://view.officeapps.live.com/op/view.aspx?src=http%3A%2F%2Fwww.medicinesresources.nhs.uk%2Fupload%2Fdocuments%2FEvidence%2FMedicines%2520Q%2520&%2520A%2FNW_QA294_3_Solidoraldosageformsalternatives.doc。②《通过肠内饲管给药手册》（*Handbook of medication administration via enteral feeding tubes*. White, R., Bradnam, V., London: RPS Publishing, 2007）。③《纽特肠内营养管或吞咽困难患者用药指南》（*The NEWT guidelines for administration of medication to patients with enteral feeding tubes or swallowing difficulties.* Smyth, J., Wrexham: North East Wales NHS Trust, 2006）。④不要急于粉碎手册：无法吞咽固体口服药物的人的治疗选择（*Australian don't rush to crush handbook: Therapeutic options for people unable to swallow solid oral medicines.* http://www.shpa.org.au/lib/pdf/publications/DRTC，2015 年 1 月 7 日查阅）。

（2）如果要通过 PEG 管给药，建议使用以下药物：①让开处方者意识到以下几点。a. 该患者有 PEG 管；b. 规定的药物制剂必须适合进入 PEG 管。②并非所有液体都适合通过 PEG 管给药，因为它们可能太黏稠。③不能通过 PEG 管粉碎 / 打开的药物包括：a. 肠溶片剂——这些片剂在表面有涂层，以保护药物或防止胃刺激；b. 控制 / 改良 / 缓释，长效，延缓制剂或计时制剂——这些制剂可降低给药频率并维持药物的血液水平不变；c. 激素和细胞毒性——因为可能对服用药物的人造成伤害。

（3）通过 PEG 管给药时应记住以下几点：①不可添加到食物中。②一次只能准备一种，不能混合。③应使用 50 mL 注射器，以降低管内高压破裂的可能性。④分散片剂并冲洗试管时，应使用冷却的开水。a. 在药物之间用至少 15 mL 的水冲洗管；b. 施用最后一种药物后，用 50 mL 水冲洗管；c. 每次都要在药物之前 / 之后和药物之间冲洗 PEG 管。冲洗所需的确切水量将由营养师根据耐受性单独计算。

在备药时要远离 ID 患者，以便顺利完成并以最低剂量连续给药。

十五、通过饲管给予片剂的方法

（一）压碎片剂

（1）在片剂破碎机中压碎片剂。

（2）将 15 ~ 30 mL 冷却的开水加入破碎机中并与粉末混合。

（3）将溶液吸入口腔或膀胱注射器或合适的给药容器中。

（4）使用相同的注射器用冷却的开水冲洗破碎机并注入合适的给药容器中。

（二）分散 / 崩解片剂

片剂可以在水中崩解而不粉碎。如果是这种情况，片剂应准备如下：

（1）将完整的片剂放入口腔 / 膀胱注射器的管中。

（2）更换柱塞，抽出 10 ~ 15 mL 冷却的开水。

（3）更换盖子，让药片溶解。

（4）摇匀并沿肠内饲管给药。

（5）用 15 ~ 30 mL 水冲洗给药后的管壁。

（三）泡腾片

片剂放入水中会起泡并分散。产生的气体会逸出。

（1）将 50 mL 冷却的开水倒入玻璃/烧杯中。

（2）将药片加入水中。

（3）等待泡腾反应结束。

（4）旋转溶液并将其全部吸入 50 mL 口腔/膀胱注射器中。

（5）通过肠内饲管给药。

（四）不可进行的事项

（1）在除药物提供的片剂破碎机以外的塑料容器中将片剂压碎，因为药物可能黏附在塑料上。

（2）使用沸水溶解片剂，可能会影响生物利用度。

（3）口服药物注入注射器后放置在无人看管的地方。

（4）尚未准备好时服用任何药物。

说明性案例研究 6-2

> 亚当（Adam）是一名 40 岁的男性，患有 ID 和唐氏综合征。他每年都去全科医师诊所做健康检查。健康检查显示他的体重正在下降。很明显，亚当很难吃饱饭，吃饭时偶尔会咳嗽。
>
> 问题：
> （1）GP 的角色是什么？
> （2）你希望由以下人员提出哪些建议：
> 　　A. 营养师
> 　　B. ID 康复小组

参考文献

1. British Dietetic Association and Royal College of Speech and Language Therapists (2002). http://www.thenacc.co.uk/assets/downloads/170/Food%20Descriptors%20for%20Industry%20Final%20-%20USE.pdf (accessed 20 May 2015).

2. Chadwick, D. D., Jolliffe, J. (2009) A descriptive investigation of dysphagia in adults with intellectual disabilities. Journal of Intellectual Disability Research, 53:29–43.

3. Elia, M. (2003) Nutritional screening for adults: a multidisciplinary responsibility. Development and use of the 'Malnutrition Universal Screening Tool' (MUST) for adults. The 'MUST' report. British Association for Parenteral and Enteral Nutrition (BAPEN), Redditch.

4. Glover, G., Ayub, M. (2010, June) How people with learning disabilities die. Improving health and lives observatory report DoH. http://www.improvinghealthandlives.org.uk/uploads/doc/vid_9033_IHAL2010-06%20Mortality.pdf (accessed 7 January 2015).

5. Langmore, S.E., Skarupski, K.A., Park, P.S., Fries, B.E. (2002) Predictors of Aspiration Pneumonia in Nursing Home Residents. Dysphagia, 17(4):298–307.

6. Lazenby-Paterson, T., Brown, L., Crawford, H. (2013, September) Striking the right balance in ALD. Royal College of Speech and Language Therapists Bulletin, 10–11.

7. National Institute for Health and Care Excellence (NICE) (2006) Nutrition support in adult. http://pathways.nice.org.uk/pathways/nutrition-support-in-adults (accessed 20 May 2015).

8. National Prescribing Centre (2012) Quality standard for nutrition support in adults. http://www.nice.org.uk/guidance/qs24/resources/guidance-quality-standard-for-nutrition-supportin-adults-pdf (accessed 3 March 2015).

9. NPSA (2011) National descriptors for texture modification in adults. BDA/RCSLT, Birmingham.

10. Samuels, R., Chadwick, D. D. (2006) Predictors of asphyxiation risk in adults with intellectual disabilities and dysphagia. Journal of Intellectual Disability Research 50(5):362–370.

11. Sheppard, J. J. (2006) Developmental disability and swallowing disorders in adults. In Dysphagia: Foundations: Theory and Practice (eds J. Cichero and B. Murdoch), pp. 299–318. Wiley & Sons Ltd., Chichester.

12. Sheppard, J. J., Hochman, R. (1989) Clinical symptoms of dysphagia in mentally retarded individuals. Paper presented at the American Speech-Language-Hearing Association Annual Convention, St. Louis, November.

13. Thacker, A., Abdelnoor, A., Anderson, C., White, S., Hollins, S. (2007) Indicators of choking risk in adults with learning disabilities: A questionnaire survey and interview study. Disability and Rehabilitation, 30(15):1131–1138.

14. Wright, D., Beavon, N., Branford, D., et al. (2012) Guideline for the identification and management of swallowing difficulties in adults with learning disability RCGP. http://www.guidelines.co.uk/gastrointestinal_wp_dysphagia_2012#.VXfjaPmqpBc (accessed 20 May 2015).

延伸阅读

1. Boaden, E., Davies, S., Storey, L., Watkins, C. (2006) Inter-professional dysphagia framework. Royal College of Speech and Language Therapists, University of Lancashire, Lancashire. http://www.rcslt.org/members/publications/publications2/Framework_pdf (accessed 20 May 2015).

2. Dignity in Care (2010) Dignity Champions action pack – nutrition and assistance with eating. http://www.dignityincare.org.uk/_library/Dignity_Champions_Action_Pack_-_Nutrition_and_Assistance_with_eating.pdf (accessed 21 June 2013).

3. Hampshire Safeguarding Adults Board (2012) Reducing the risk of choking for people with a learning disability. A multi-agency review in Hampshire. http://documents.hants.gov.uk/adultservices/safeguarding/Reducingtheriskofchokingforpeoplewithalearningdisability.pdf(accessed 7 January 2015).

4. Helen, C. (2007) Eating well: Children and adults with learning disabilities. Caroline Walker Trust, Abbots Langley.

5. Heslop, P., Blair, P., Fleming, P., Hoghton, M., Marriott, A., Russ, L. (2013) Confidential inquiry into premature deaths of people with learning disabilities (CIPOLD). Bristol University, Bristol.

6. Langmore, S., Terpenning, M. S., Schork, A., et al. (1998) Predictors of aspiration pneumonia: How important is dysphagia? Dysphagia 13:69–81.

7. Mencap (2007) Death by indifference. Mencap, London.

8. Mencap (2012) 74 deaths and counting. Mencap, London.

9. Michael, J. (2008) Healthcare for all. The report of the Michael enquiry. Department of Health, London. http://webarchive.nationalarchives.gov.uk/20130107105354/http:/www.dh.gov.uk/en/Publicationsandstatistics/Publications/PublicationsPolicyAndGuidance/DH_099255 (accessed 3 March 2015).

10. National Institute for Health and Clinical Excellence (2004) Dyspepsia: Management of dyspepsia in adults in primary care. NICE clinical guidance 17. http://www.nice.org.uk/guidance/cg17 (accessed 7 January 2015).

11. National Institute for Health and Clinical Excellence (2012) Quality standard for nutrition support in adults. NICE quality standard 24. http://guidance.nice.org.uk/QS24 (accessed 7 January 2015).

12. National Patient Safety Agency (2007) Problems swallowing? http://www.thenacc.co.uk/assets/downloads/170/Food%20Descriptors%20for%20Industry%20Final%20-%20USE.pdf (accessed 3 March 2015).

13. NPSA, RCSLT, BDA, NNNG and Hospital Caterers Association (2011, April) Dysphagia diet food texture descriptors. http://www.thenacc.co.uk/assets/downloads/170/Food%20Descriptors%20for%20Industry%20Final%20-%20USE.pdf (accessed 3 March 2015).

14. Watson, F., Chadwick, D., Stobbart, V., Kelly, A. (2006) Dysphagia in adults with learning disabilities: findings from the dysphagia working party NPSA.

第七章 睡眠障碍

David Bramble[1] & Reza Kiani[2]
[1]*Shropshire Community Health NHS Trust，Shrewsbury，UK*
[2]*Leicestershire Partnership NHS Trust，Leicester，UK*

　　真正的沉默是心灵的休息，就像睡眠是身体的营养品和提神剂，对于精神来说也是如此。

　　　　　　　　威廉·佩恩（William Penn）（17世纪英国著名拓荒者和作家——译者注）

　　智力障碍（ID）的人经常出现持续睡眠困难，这也是全身残障的重要原因之一，而睡眠困难主要是不良睡眠习惯的结果，并且促进睡眠健康的建议和行为策略能起到良好作用（见下文）。然而，在这一人群中，也有一些身体潜在疾病的过度表现，如大脑发育异常、脑损伤、癫痫，以及涉及褪黑素和其他调节睡眠觉醒周期的神经递质相关神经通路的功能紊乱会严重干扰睡眠。其他各种各样的医学和精神病学因素也可能造成明显的睡眠中断。本章将对所有相关因素进行讨论。

一、定义

　　（1）睡眠障碍的主要临床症状和体征可分为5个主要类别，通常多个类别都会出现：①入睡困难（最初的失眠）。②保持睡眠困难（睡眠中断）。③早上醒得太早（早醒）。④白天嗜睡。⑤只在睡眠期间或睡眠前后出现的不寻常行为（睡眠异常）。

　　（2）《国际睡眠障碍分类（第2版）》（ICSD-2，2005）将睡眠障碍分为八类：①失眠。②睡眠相关呼吸障碍。③非因昼夜节律障碍、睡眠相关呼吸障碍或其他睡眠紊乱引起的中枢性嗜睡。④昼夜节律睡眠障碍。⑤睡眠异常综合征。⑥睡眠相关运动障碍。⑦孤立症状，明显的正常变异和未解决的问题。⑧其他睡眠障碍。

　　本章主要对失眠及其治疗方法进行讨论，但也简要介绍了其他类型的睡眠障碍。

二、失眠

这一术语的定义是"睡眠数量或质量的严重不足"。当失眠对一个人的生活质量造成损害时，就应该治疗。在大多数情况下，发现任何潜在的疾病并进行治疗可以使伴随的失眠症状消退（表 7-1）。

表 7-1　失眠的潜在原因

睡眠卫生不佳	**压力大的情况**
· 不舒服的床	· 悲伤的反应
· 吵闹的家庭	· 位置 / 卧室的改变
· 光线和温度调节不佳	
· 深夜摄入咖啡因	
生理条件	**精神疾病**
· 老年	· 焦虑症
· 怀孕	· 情感障碍
	· 精神障碍
	· 谵妄和痴呆
医疗和医源性原因	**医疗和医源性原因**
· 瘙痒	· 呼吸系统疾病（呼吸困难）
· 疼痛	· 夜尿症
· 癫痫	· 甲状腺疾病
· 心脏疾病（心力衰竭和端坐呼吸）	· 酒精和物质滥用
	· 用药问题

三、临床表现

睡眠障碍不仅是 ID 患者患有精神疾病的重要风险因素之一，还可能是父母和看护者产生压力的主要原因之一。它与注意力不集中、学习障碍以及沟通技巧和行为问题（如自伤行为、攻击性行为、尖叫）有关。

长期睡眠障碍会大大增加护理负担，是导致家庭危机的主要因素，可能需要法定机构介入。

与 ID 相关的多种遗传性疾病与特定的睡眠障碍关系密切。例如，大量唐氏综合征患者可能由于肥胖、短脖子、低张力和上呼吸道结构异常（气道狭窄、腺样体和扁桃体肥大、大舌头和小下巴）患有阻塞性睡眠呼吸暂停综合征。这种疾病也可能发生在其他遗传综合征患者中，如鲁宾斯坦 - 泰比综合征、普拉德 - 威利综合征、快乐木偶综合征和脆性 X 染色体综合征。

这类人群具有较高的癫痫发病率，使用抗癫痫药也会造成睡眠紊乱，进而不利于对癫痫的控制。

四、患病率

睡眠障碍是许多儿童发育疾病常见的并发症。研究表明，几乎所有威廉姆斯综合征儿童的父母都报告说，他们的孩子有睡眠困难，这可能会对他们白天的行为造成负面影响。同样地，唐氏综合征患儿的睡眠困难也明显加重，有报道称很多父母说他们的孩子白天似乎很累，暗示着睡眠不足。

在为期 4 周的研究期间，ID 患者中睡眠问题的总体患病率约为 9%，严重的睡眠问题更有可能与心理不健康、问题行为、视力障碍和呼吸系统疾病有关。然而，在不同的研究报告中，ID 患者睡眠问题的发生率高达 15% ~ 50%。

五、治疗方法

ID 患者由于沟通困难可能会让人在一开始就意识不到有问题，或者即使意识到了，也不会让他人注意到。将从看护者那里获得的睡眠历史（表 7-2）与睡眠日记结合使用，可以提供足够的信息来描述患者的睡眠问题，用于指导进一步的治疗方案。

表 7-2　睡眠历史

睡眠卫生、卧室和常规就寝时间的相关信息
睡眠问题的开始、持续时间和性质（如入睡困难、频繁醒觉、清晨失眠症、睡眠时打鼾和肌动活动；白天过度嗜睡的证据）
失眠对个人、家人和 / 或看护者的影响
既往睡眠困难及其治疗
精神病学和医学诊断
目前的药物治疗机制
睡眠问题家庭史
药物和酒精滥用

由于 ID 患者中过度表现出精神疾病和医学疾病，所有出现严重睡眠障碍的人也要对这些因素进行筛查，因为这些因素可能是造成当前问题的重要原因，甚至直接导致问题出现。

应该记住的是，睡眠困难的非药物治疗总是优先于药物治疗；然而，如果非药物治疗无法起到作用，那么就要考虑同时进行适当的药物治疗和非药物治疗。

夜晚睡眠的优质先决条件是舒适的睡眠环境和有益的睡眠习惯。随着越来越多的 ID 成年患者生活在更独立的环境中，对他们的监督有限，所以这样的条件可能更难实现。因此，专业人士们应该意识到培养健康睡眠习惯的重要性。一个大型研究和相关临床文献证实了睡眠卫生（表 7-3）和行为策略（表 7-4）在失眠治疗中的疗效和耐受性。

表 7-3　睡眠卫生

· 鼓励日常锻炼

· 避免日常打盹

· 减少睡前咖啡因和酒精的摄入

· 消除影响睡眠的因素（如在卧室看电视、玩游戏和使用电脑）

· 床只用于睡觉

· 设定并保持每日在同一时间起床和睡觉的规律（常规就寝时间）

· 确保睡眠环境有助于睡眠（舒适的床，安静，黑暗，温度适宜）

表 7-4　行为策略

· 消除就寝期间看护者对患者的过度关注

· 行为消失和刺激控制（通过从卧室中消除睡眠不相容的活动，增加床和睡眠之间的联系）

· 睡眠周期障碍的时间疗法（逐渐增加的就寝时间）

说明性案例研究 7-1

　　一名 24 岁的女性因发育性脑畸形（前脑无裂畸形）和难治性癫痫而患有严重的 ID，她的全科医师建议她治疗严重的自我伤害和攻击行为。

　　就诊时，她的父母告诉精神病医师，她还患有严重的睡眠问题，晚上不睡觉，但白天经常打盹。进一步探究，发现这一切都始于她一年前结束的大学课程。

　　进一步的推断证实了她同时患有孤独症谱系障碍，由于她已经在服用几种治疗难治性癫痫的药物，社区护士应该执行她的睡眠卫生和行为策略以治疗睡眠困难。

　　她的全科医师还建议她之后去社会服务机构参加日常的社区活动，以刺激心理和锻炼身体。6 个月后的复查显示，患者的睡眠模式和挑战性行为都有了明显的改善，无需任何药物治疗。

六、药物治疗策略

尽管没有开展循证实践，临床医师仍然使用低剂量的各类抗精神病药（如氯丙嗪）、抗抑郁药（如曲唑酮）或抗组胺药（如异丙嗪）用于精神疾病和 / 或 ID 患者的夜间镇静。然而，近年来由于更广泛地应用非药理学技术，使得人们更加认可有效治疗睡眠困难的重要性。现在在最常见的睡眠障碍治疗中，药物只有有限且特定的作用，并且通常在危难关头和难治性情况中使用。

七、褪黑素

这种天然物质已成功用于 ID、视力障碍和孤独症谱系障碍患者的睡眠觉醒周期紊乱的治疗。

目前没有任何可靠证据证明控释药物或其他长效制剂能产生任何额外的疗效，特别是用于解决夜间反复醒来的问题。2006 年的一项荟萃分析得出结论，褪黑素对治疗继发性睡眠障碍或伴有睡眠限制的睡眠障碍无效，比如时差反应和轮班工作障碍，但同时短期使用褪黑素是安全的。

一项关于褪黑素疗效的临床研究表明，褪黑素在减少睡眠潜伏期上效果最佳，不过对于减少习惯性的夜间醒来模式方面并不总是有效。此外，在 ID 患者中进行的一项随机无效对照剂研究发现，褪黑素通过缩短睡眠潜伏期、提前开始睡眠和增加总睡眠时间来改善整体睡眠情况。

另一项针对 3 名中度至重度 ID 患者的研究显示，服用褪黑素后睡眠的数量和质量没有受到任何显著的影响，但是昼夜节律有所改变，除此之外行为问题也有所改善。最近在患有神经发育障碍的儿童中进行的一项随机双盲无效对照剂试验表明褪黑素缩短了睡眠潜伏期，但与此同时，使用褪黑素比对照剂使人更早醒来。它还显示出褪黑素可以改进儿童行为和家庭功能。研究还表明褪黑素组出现轻微的不良反应，这与对照剂组的结果相似。褪黑素一般不会产生耐受性、反复性失眠或依赖性，这些问题通常与其他镇静催眠药物有关。在某些情况下，低至 0.5 mg 的剂量就能够有效。

目前，英国唯一获批的褪黑素产品是 Circadin，这是一种改良释放制剂，获准用于治疗 55 岁以上人群的原发性失眠。尽管褪黑素在临床中普遍应用于儿童和青少年心理健康服务和 ID 治疗，但是强烈建议定期审查和准确记录褪黑素的效用和不良反应。

八、镇静催眠药

镇静催眠药包括巴比妥类药物、抗组胺药和水合氯醛在内的较传统镇静药已被短效的苯二氮䓬类药物和所谓的"Z 类药物"，即佐匹克隆、唑吡坦和扎来普隆所取代。这些药物被批准用于治疗失眠。

短期使用苯二氮䓬类药物和"Z类药物"应是治疗失眠的最后手段，因为它们可能引起非正常兴奋感、白天嗜睡、耐受性和依赖性，停药后可能伴有反跳性失眠、焦虑症状、情绪低落、自杀意念和癫痫发作。如果要定期使用催眠药，最好是开1周的处方，最长不超过2~4周（表7-5）。

表7-5　NICE关于催眠药使用指南的概述

- ·首先采用非药理学方法
- ·首先使用最便宜的药物
- ·"z类药物"的疗效没有差异，如果一种药物无效，那么不应使用其他同类药物
- ·如果某种"Z类药物"，治疗直接引起不良反应，那么改用另一种药物
- ·使用最小有效剂量
- ·如果需要，每隔2日或3日在必要时（根据需要）使用药物，而不是定期使用
- ·不要持续超过4周
- ·与患者讨论停药的方法，逐渐减少并停止用药
- ·警告有戒断症状和反复失眠的人
- ·关于酒精和其他镇静药相互作用的建议
- ·肝衰竭、慢性呼吸道疾病和有药物滥用史的患者不使用

说明性案例研究 7-2

　　米歇尔（Michelle）是一个18岁的女孩，被诊断患有中度ID和ADHD，她最近从儿童和青少年心理健康服务中心转到成人ID服务中心。除了服用兴奋剂来治疗她的ADHD以外，米歇尔夜间还服用6 mg的液体褪黑素，既往服用这种药物对最初的失眠有效。

　　复查之后，米歇尔是否受益于褪黑素治疗依然不清楚。她和她的父母同意减少褪黑素的药物治疗，看看是否仍然需要。医师提醒她的父母要注意采用非药理学方法，并建议逐渐减少褪黑素用药的同时继续坚持这些方法。而她的其他药物保持不变。

　　当3个月后再次见到她时，调查报告显示她入睡困难重重，白天的挑战性行为也增加了。大学报告也描述她的注意力下降，同时还疲劳和易怒。除了最近减少褪黑素剂量，没有其他相关因素可以解释失眠和挑战性行为的复发。

　　因此，她和她的父母同意将褪黑素的剂量恢复到以前的水平，看看这是否会改善她的睡眠模式和挑战性行为。2周后，电话复查时针对该策略的效果良好，因此继续使用褪黑素并计划在6个月内进行进一步的复查。

少数孤独症和视力障碍并发患者，可能需要长期药物治疗。在这种情况下，他们需要持续性治疗，每年至少需要复查一次。在极少数情况下，那些因长期睡眠模式紊乱而导致生活质量受损的人可能会从长期使用催眠药物中受益。如需使用催眠药物，夜间频繁醒来或清晨醒来时宜使用长效药物（如硝西泮、佐匹克隆）。短效药物（如替马西泮、唑吡坦和扎来普隆）最适合治疗初期的失眠；不过它们的使用应该经常被审查和记录在说明中。

老年人、体弱的人和有肝损害迹象和症状的人对催眠药物的不良影响特别敏感。因为他们可能会经历共济失调、神志不清和跌倒，所以在这些人群中，谨慎使用低剂量的短效催眠药是首选。儿童不应使用催眠药。

九、其他催眠药

在英国，一些抗组胺药（如异丙嗪）已经被用作治疗失眠的处方药或非处方药。任何一种抗组胺药都无法提供持久的疗效，而且它们还会产生一系列的不良反应，包括在其漫长的半衰期中出现早晨"宿醉"的睡意。因此，不推荐将它们用于治疗失眠。

在英国，水合氯醛、氯甲噻唑和三氯氟磺酸钠都被批准用于一般人群的失眠治疗，但没有研究显示可以用于 ID 患者，通常也不推荐使用。

流程 7-1 可帮助难治性失眠患者选择使用哪种镇静催眠药物。

十、抗抑郁药

如果睡眠困难是继发于抑郁症，那么抗抑郁药是首选药物。它们在儿童嗜睡症和夜间遗尿的白天嗜睡治疗中也很有效，尽管后者主要被合成去氨加压素所取代。

十一、抗精神病药

所有的抗精神病药都能产生镇静作用。如果已经服用此类药物，并尝试过其他非药物治疗方法，但未能达到正常睡眠模式，则可调整每日服用的抗精神病药剂量，以便在晚上服用更高剂量的抗精神病药。然而，要注意抗精神病药并没有被许可用于治疗任何特定的睡眠障碍。

十二、其他睡眠障碍

（一）阻塞性睡眠呼吸暂停

阻塞性睡眠呼吸暂停在 ID 患者中发生的频率相对较高，且常与该人群的临床肥胖发生率较高相关。第三方报告称，这种情况的特征是极其响亮的打鼾声和频繁的打鼾行为，并伴有几秒的呼吸暂停，且白天嗜睡。在睡眠门诊部，

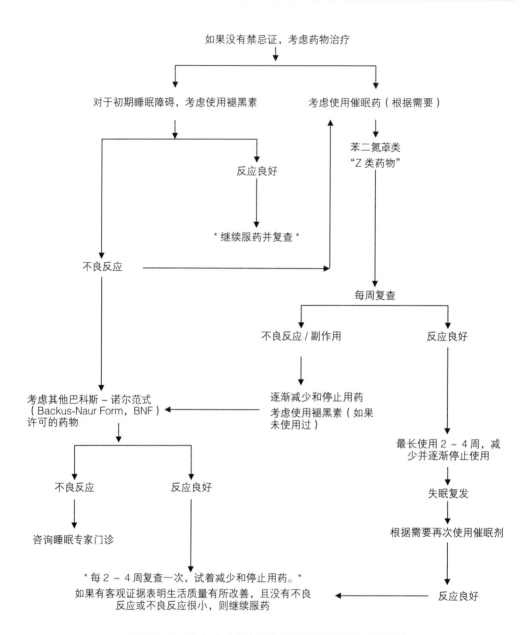

流程 7-1 治疗基础疾病和非药物治疗对治疗失眠无效

决定性的诊断工具是多导睡眠图；然而对许多 ID 患者，其可行性和实用性有限。理想的做法是将患者转到呼吸内科医师处以进行进一步的检查和提供建议。减轻体重、持续气道正压和手术矫正气道结构异常是治疗这种疾病的主要方法。镇静药，尤其是苯二氮䓬类药物，由于存在平滑肌松弛导致呼吸骤停的危险而被禁止使用。

（二）睡眠过度

睡眠过度的定义是白天过度嗜睡，伴有认知、社会和职业功能障碍。重点与之鉴别的是嗜睡症、阻塞性睡眠呼吸暂停、癫痫、精神疾病［如季节性情感障碍（seasonal affective disorder，SAD）］、酒精（和其他物质）滥用，以及器质性（如内分泌变化和器官衰竭）和医源性原因（如镇静药）。

至于失眠，治疗策略首先应该集中在睡眠卫生和潜在原因方面的治疗。

莫达非尼（一种非选择性去甲肾上腺素和多巴胺再摄取抑制剂）已用于嗜睡症患者日间嗜睡的治疗，效果很好。

（三）睡眠觉醒周期紊乱

体内睡眠觉醒生物钟与环境昼夜模式和其他环境因素错位也可能导致睡眠障碍。这种情况在孤独症谱系障碍和视觉障碍中更为常见。这种睡眠障碍主要的睡眠周期长度保持正常，但是时间不合时宜，要么太早（睡眠周期前移障碍），要么太晚（睡眠周期延迟障碍）。

治疗任何潜在问题和坚持严格的睡眠卫生应该会使周期恢复正常。时间疗法和光疗法也是治疗睡眠周期障碍的有效方法。如果非药物治疗不能使周期恢复正常，那么可以尝试使用褪黑素。

（四）睡眠异态

应将睡眠异态（如梦游和夜惊）与夜间癫痫区分开来。如怀疑夜间癫痫，需进行 24 小时脑电图（EEG）记录。主要的治疗策略是保持卧室的安全，防止患者受伤。家庭治疗和放松技巧对于治疗身体或精神疾病有所帮助。短期内正确地使用药物（如氯硝西泮）有助于抑制快速眼动睡眠（rapid eye movement sleep，REM sleep），从而抑制任何相关的睡眠异态。

说明性案例研究 7-3

> 下面是一个临床案例概述，本章知识可以帮助读者分析该案例。一名患有轻度 ID 的 35 岁男子因主诉有自杀倾向，晚上只能睡 2～3 小时，被 GP 紧急转诊。这名男子的睡眠困难已经持续了 6 个月，并且与长期伴侣的关系开始出现问题，导致他不得不离开家，搬回去和母亲住在一起。他感到情绪低落，并且好几次声称要服用过量药物。
>
> 3 个月前，全科医师给他开了地西泮，他开始定期服用，帮助他入睡。在接受询问时，他也承认自己偶尔会用大麻和酒精来帮助自己在夜间安定下来。即使如此，他仍在遭受失眠的折磨，现在他说他不能再这样下去了。
>
> 问题：
> （1）他患有哪种类型的睡眠障碍？
> （2）最可能导致他失眠的病因是什么？
> （3）你会如何处理这种情况？你的优先事项是什么？

延伸阅读

1. American Academy of Sleep Medicine (2005) International classification of sleep disorders: diagnostic & coding manual, 2nd edn. American Academy of Sleep Medicine, Westchester, IL.

2. Annaz D, Hill CM, Ashworth A, et al. (2011) Characterisation of sleep problems in children with Williams syndrome. Res Dev Disabil. 32: 164–9.

3. Barnhill J (2006) The assessment and differential diagnosis of insomnia in people with developmental disability. Mental Health Aspect Dev Disabil. 9: 109–18.

4. Boyle A, Melville CA, Morrison J, et al. (2010) A cohort study of the prevalence of sleep problems in adults with intellectual disabilities. J Sleep Res. 19: 42–53.

5. Braam W, Didden R, Smits M, et al. (2008) Melatonin treatment in individuals with intellectual disability and chronic insomnia: a randomised placebo-controlled study. J Intellect Disabil Res. 52(3): 256–64.

6. Braam W, Smits MG, Didden R, et al. (2009) Exogenous melatonin for sleep problems in individuals with intellectual disability: a meta-analysis. Dev Med Child Neurol. 51(5): 340–9.

7. Bramble D, Freehan C (2005) Psychiatrists' use of melatonin with children. Child Adolesc Mental Health. 10(3): 145–9.

8. British Medical Association and the Royal Pharmaceutical Society of Great Britain. (2013) British National Formulary. Section 4 – Central nervous system: Hypnotics and anxiolytics. pp. 218–227. BMJ Publishing Group Ltd. & Pharmaceutical Press, London.

9. Buscemi N, Vandermeer B, Hooton N, et al. (2006) Efficacy and safety of exogenous melatonin for secondary sleep disorders and sleep disorders accompanying sleep restriction: meta-analysis. BMJ. 332: 385.

10. Carter M, McCaughey E, Annaz D, et al. (2009) Sleep problems in a Down syndrome population. Arch Dis Child. 94: 308–10.

11. Dodd A, Hare DJ, Arshad P (2008) The use of melatonin to treat sleep disorder in adults with intellectual disabilities in community settings – the evaluation of three cases using actigraphy. J Intellect Disabil Res. 52: 547–53.

12. Espie CA (2000) Sleep and disorders of sleep in people with mental retardation. Curr Opin Psychiatry. 13(5): 507–11.

13. Gringras P, Gamble C, Jones AP, et al. (2012) Melatonin for sleep problems in children with neurodevelopmental disorders: randomised double masked placebo controlled trial. BMJ. 345: e6664.

14. Hylkema T, Vlaskamp C (2009) Significant improvement in sleep in people with intellectual disabilities living in residential settings by non-pharmaceutical interventions. J Intellect Disabil Res 53(8):695–703.

15. Jan MMS (2000) Melatonin for the treatment of handicapped children with severe sleep disorders. Pediatr Neurol. 23(3): 229–32.

16. Levanon A, Taksiuk A, Tal A (1999) Sleep characteristics in children with Down syndrome. J Pediatr. 134(6): 755–60.

17. Mendez M, Radtke R (2001) Interaction between sleep and epilepsy. J Clin Neurophysiol. 18(2): 106–27.

18. National Institute for Health and Care Excellence (2004) Guidance on the use of zaleplon, zolpidem and zopiclone for the short-term management of insomnia. NICE Technology appraisal guidance [TA77]. NICE, London. Available at: www.nice.org.uk (accessed 7 January 2015).

19. Reite M, Ruddy J, Nagel K (2002) The evaluation and management of sleep disorders, 3rd edn. American Psychiatric Publishing, Arlington, VA.

20. Rzepecka H, McKenzie K, McClure I, et al. (2011) Sleep, anxiety and challenging behaviour in children with intellectual disability and/or autism spectrum disorder. Res Dev Disabil. 32(6): 2758–66.

21. Sajith SG, Clarke D (2007) Melatonin and sleep disorders associated with intellectual disability: a clinical review. J Intellect Disabil Res. 51: 2–13.

22. van de Wouw E, Evenhuis HM, Echteld MA (2012) Prevalence, associated factors and treatment of sleep problems in adults with intellectual disability: a systematic review. Res Dev Disabil. 33(4): 1310–32.

第八章 女性健康问题

Nyunt Nyunt Tin[1] & Julia Middleton[2, 3]

[1]*Northamptonshire Healthcare NHS Foundation Trust，Northampton，UK*
[2]*Leicestershire Partnership NHS Trust，Leicester，UK*
[3]*Inclusion Healthcare Leicester，UK*

> 对于患有智力障碍的女性来说，她们对精神痛苦的表达和认识会更复杂，其原因不仅包括她们的性别和身份，还因为她们的沟通需求和对他人以及对整个社会的依赖。
>
> 奥·哈拉（O'Hara）（2004）

一、引言

女性 ID 患者与普通人群一样容易出现月经问题。然而，这些问题在女性 ID 患者中的表现可能会有所不同，并且由于沟通困难，可能无法识别。最常见的症状是疼痛、情绪变化、因衣服或床上用品染血而焦虑、疲劳和大量失血。这些症状可能与女性 ID 患者的行为和心理健康问题一起出现。

本章将讨论与月经周期相关的行为和心理健康问题，包括：

（1）经前期综合征（premenstrual syndrome，PMS），与经期相关的精神疾病。

（2）育龄问题。

（3）多囊卵巢综合征（polycystic ovary syndrome，PCOS）。

（4）月经性癫痫。

（5）围绝经期问题。

过去，为了解决这些问题，人们一直关注女性 ID 患者的月经抑制和消除（医源性闭经），但是这涉及法律和伦理问题。因此，需要在与 ID 女性月经期相关的行为和心理健康问题治疗领域制定一项共识指南。因此，本章的主要重点是治疗与月经期相关的问题（表 8-1 和流程 8-1）。

表 8-1 月经周期相关问题的评估步骤概要

完整病史、相关体格检查和调查

排除任何其他身体或精神疾病的存在

使用问卷或日程表对至少两个周期的症状进行前瞻性评级

检查症状模式，特别是经前期症状是否增加

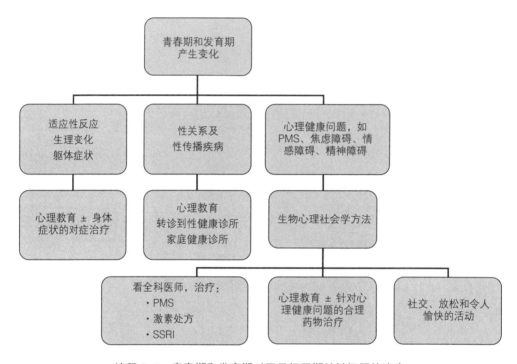

流程 8-1 青春期和发育期对于月经周期关键问题的治疗

二、定义和病因

PMS 可以广义地定义为在月经周期的黄体期定期出现的一系列心理和身体症状，卵泡期恢复至少需要 1 周，给患者带来痛苦和功能障碍。症状应达到具有中等强度并导致功能障碍。ICD-10 标准规定 PMS 的症状，包括轻度心理症状、腹胀、体重增加、乳房胀痛、肿胀、疼痛、注意力不集中、睡眠障碍和食欲改变。只需要这些症状中的一种，但症状必须发生在月经周期的黄体期，在月经前后停止。以焦躁不安为主要严重症状并引起重度障碍的病症被称为经前焦虑症（DSM-Ⅳ）。

与月经周期相关的发作性精神病的病例报告指出，该病具有以下特征：起病急，持续时间短，间歇期间内可完全恢复，具有精神病特征（妄想、幻觉和情绪变化），且这些特征随月经周期反复出现［布罗金顿（Brockington）］。

经前综合征的原因知之甚少。研究表明，该病可能涉及几种神经递质，但没有确凿的证据。遗传成分、γ-氨基丁酸（gamma-aminobutyric acid，GABA）系统、5-羟色胺能系统和内源性阿片类都与 PMS 相关。

女性 ID 患者在生育年龄面对的问题与一般人群没有什么不同（见表 8-1）。然而，女性 ID 患者还面临着伦理问题、法律（同意能力）和社会问题，这些问题可能对她们的心理健康和行为问题产生重大影响。关键问题是同意的能力、绝育、治疗性闭经、培养育儿技能和儿童被送去寄养 / 收养导致的心理健康 / 痛苦。

PCOS 是一种复杂的内分泌紊乱，临床表现为：**多毛和痤疮**（由于雄激素过多），**月经少或闭经，不孕和卵巢多发囊肿**。如果表现出其中的 2 ~ 3 个症状（加粗部分），且排除月经紊乱和高雄激素血症等其他原因，就应诊断为多囊卵巢综合征。多囊卵巢综合征并不一定要表现出症状才能做出诊断。患有多囊卵巢综合征的女性患 2 型糖尿病、肥胖和心血管疾病等长期健康问题的风险更大。也有报道称，在成年早期服用丙戊酸钠治疗癫痫的女性会患 PCOS。

月经性癫痫是指癫痫在月经期间发作恶化的一种现象。这种恶化是月经期间体内促惊厥雌激素和抗惊厥孕酮浓度失衡的结果。

围绝经期问题是指在绝经前出现的月经活动不正常的现象，其特征是在循环雌激素大规模下降的情况下，激素水平大幅波动。女性生命的这个阶段通常伴随着身体不适，包括血管舒缩症状，如头痛、失眠和潮热，以及生殖器萎缩。研究表明在此期间女性的情绪不稳定性显著增加也就不足为奇了。在女性 ID 患者中，这一阶段可能难以识别，尤其是当她们出现相关的挑战性行为、焦虑问题或沟通困难时。

三、整个生命周期的关键问题

对于患有 ID 的年轻女性及其照顾者来说，青春期的起始阶段可能是一个特别具有挑战性的时期。理解和应对激素和身体变化可能很困难。流程 8-1 强调了一些关键问题及其治疗方法。

四、月经相关问题

据估计，在一般人群中，大约 5% 的经期女性经历过所谓的经前综合征。据估计，有多达 150 万英国女性出现严重的症状，导致她们的生活质量和人际关系受到很大影响。目前，这些妇女中只有不到一半的人寻求治疗。

女性 ID 患者同样受到与月经期相关问题的影响，但这些问题可能会因相关的并发症而变得更加复杂，如癫痫治疗和沟通困难。迄今为止，关于女性 ID 患者的经历、患病率及其月经期相关问题的合理治疗的研究很少。

五、ID 患者特有的月经周期的关键问题

（1）最常见的症状是疼痛、情绪变化、全身感觉不适或疲倦，以及大量失血。

（2）与女性轻度/中度患者相比，女性重度/极重度 ID 患者在某个阶段更有可能出现明显或严重的经期问题。

（3）并发肢体障碍的女性更有可能在经期出现明显或严重的问题。

（4）对于有沟通障碍的女性，这些症状可能会出现在月经期前后的行为中。

（5）与 35 岁以上的女性相比，年轻女性更容易出现月经问题。

（6）女性 ID 患者可能比普通女性更早经历更年期。

（7）与未患唐氏综合征的女性相比，患有唐氏综合征的女性在经期很少出现疲劳或不适、大量失血和睡眠障碍等问题。

（8）注射毒品者（people who inject drugs，PWID）的癫痫患病率高于普通人和女性 ID 患者，这可能与经期癫痫有关。

（9）服用丙戊酸钠的年轻癫痫女性患 PCOS 的风险更高。

六、治疗

表 8-2 说明了与不同生命阶段遇到的月经周期相关问题的常见治疗方法。

表 8-2　药物治疗月经期相关问题的证据基础

时间线	生命不同阶段与月经周期相关的关键问题	做什么/咨询谁
青春期/发育期变化	对青春期变化的适应性反应（身体激素和生理的变化）	心理教育
	与初潮和月经期有关的身心健康问题，如 PMS、痛经、痤疮、乳腺痛等	对于身体症状——看初级保健医师 针对心理健康问题——流程 8-1
	性关系和性传播疾病（sexually transmitted disease，STD）的风险	避孕咨询基层医疗医师/家庭诊所
	避孕	咨询基层医疗医师/家庭诊所
生育年龄	性关系和 STD 的风险	心理教育/性健康诊所
	经前期综合征、痛经、痤疮、乳腺痛、经期癫痫	对于身体症状——看基层医疗医师 癫痫——基层医疗医师/神经科医师/ID 心理医师

（续表）

时间线	生命不同阶段与月经周期相关的关键问题	做什么 / 咨询谁
	怀孕和分娩、避孕、绝育，药物穿过胎盘屏障和母乳的问题	看基层医疗医师 / 家庭诊所
	心理健康问题：与产褥期、产后抑郁症和产褥期精神病有关	看精神科医师
	与母职和失眠有关的产后忧郁、压力和适应性反应	心理教育 / 基层医疗医师
	情感障碍、精神障碍和焦虑障碍	参见本指南的相关章节
老年组（更年期变化）	与年龄相关的身体健康——行动不便、绝经后患骨质疏松的风险更高	请参阅基层医疗医师部分进行身体检查
	与更年期有关的身心健康	参见本指南的相关章节

　　治疗精神病的重点是将治疗精神疾病和控制具有挑战性的行为结合起来，旨在提高他们的生活质量和幸福感。表 8-3 仅用于指导一般药物在治疗经期相关问题中的作用。本表中的激素治疗和代谢紊乱治疗仅供参考，因为通常由基层医疗医师和妇科医师推荐这些治疗领域。

表 8-3　药物作用

问题	治疗中使用的药物	证据
PMS	SSRI	越来越多的证据表明，SSRI 和 SNRIs 有助于治疗普通人群的 PMS 和围绝经期症状 在 31 项将 SSRI 与对照剂进行比较的随机对照试验中，发现 SSRI 可有效减轻 PMS 的总体症状，并减轻特定类型的症状（心理、身体和功能症状及易怒） SSRI 通常在月经期开始前约 2 周服用。两种方案似乎同样有效［梅杰里班克斯（Marjoribanks）等，2013］
	SNRI	经前使用文拉法辛（灵活剂量）治疗经前焦虑障碍的疗效和耐受性良好［科恩（Cohen）等，2004］
	抗焦虑药——如丁螺环酮	丁螺环酮已被证明优于对照剂，但不如 SSRI 有效 对 5- 羟色胺受体有亲和力的化合物治疗经前焦虑症：丁螺环酮、奈法唑酮和对照剂的比较［兰登（Landen）等，2001］
	激素治疗：黄体期的孕酮和孕激素	审查了 10 项孕酮试验和 4 项孕激素治疗。对于 PMS，与对照剂相比，孕激素治疗的所有试验均未显示出差异，尽管孕激素与对照剂相比略有优势，但荟萃分析显示两者均无证据［福特（Ford）等，2006］

（续表）

问题	治疗中使用的药物	证据
	复方口服避孕药	屈螺酮与乙基雌二醇（COC）的组合可能有助于治疗患有经前焦虑症（PMDD）女性的严重经前症状。2012 年的科克兰数据库系统评价表明，由于对照剂效应较大，差异可能在临床上不显著［洛佩斯（Lopez）等，2012］
	达那唑	达那唑有助于治疗黄体期的周期性乳腺痛，但具有抗雄激素的不良反应。一个达那唑治疗经前期综合征的随机、无效对照剂、交叉试验［哈恩（Hahn）等，1995］
	螺内酯	在黄体期给予螺内酯通常有助于缓解乳房胀痛；但腹胀需要监测血压和电解质。螺内酯治疗经前期综合征：一项双盲、无效对照剂研究［王（Wang M）等，1995］
	雌二醇贴片和 GnRH 激动药	仅限专科医师处方
月经性癫痫	滴定抗癫痫药剂量	在无效对照剂交叉研究中，在月经期间歇使用氯巴占与对照剂相比，似乎优于对照剂［菲利（Feely），1984］
	月经前后间歇服用氯巴占	
	周期	
	螺内酯	
多囊卵巢综合征（PCOS）	"旧治疗工具"口服避孕药（oral contraceptive，OC）	治疗应依据个人情况，而不是针对特定的症状
	抗雄激素	目前可用的 PCOS 治疗方法并不能完全治疗所有代谢问题［巴吉奥塔（Bargiota）和迪亚曼蒂 – 坎达拉基斯（Diamanti - Kandarakis），2012］
	"新的治疗工具"胰岛素增敏剂：二甲双胍和噻唑烷二酮类	
围绝经期症状	非激素治疗 SSRI SNRI	与对照剂相比，SSRI 或 SNRI 被发现可有效减少绝经后妇女的严重绝经期潮热［弗里曼（Freeman）等，2011；古德曼（Goodman），2006；约菲（Joffe）等，2014；纳尔逊（Nelson）等，2006］
	激素治疗	
	HRT	科克兰系统综述总结了 24 项无效对照剂随机试验的结果，这些试验表明，与对照剂相比，雌激素替代具有明显的有益效果［帕奈（Panay）等，2013］

说明性案例研究 8-1

苏珊（Susan）是一名患有轻度 ID 和 ASD 的 18 岁年轻女孩，她有发作性攻击史和异常行为（坐在床尾，几小时一动不动）。3 年前，一名儿童精神科医师第一次见到她，在评估过程中，一名社区护士注意到她变得非常奇怪，时不时地怀疑包括护士和家人在内的其他人。

这些奇怪的行为是断断续续的，持续了几日。苏珊的母亲说，苏珊从十几岁开始就变得非常难相处和易怒，对家人有攻击性，还在学校制造问题。家人认为这是与年龄有关的叛逆行为。然而，这些行为问题有明显的间歇性模式，日记中表明了她的精神状态和月经期之间的明确关系。

妇科医师开具了孕酮间歇性给药，联合常规利培酮治疗，显著改善了她的精神状态；只有偶尔在压力情况下出现攻击性事件，情况基本得以控制。

说明性案例研究 8-2

露丝（Ruth）是一名 48 岁的女性，患有中度/重度 ID，加上具有挑战性的行为（脱光衣服，抠自己的脸部和胸部的皮肤，并殴打他人）。一位认识她 20 多年的护理人员说这些行为长期存在，但现在越来越严重，需要物理干预并限制她的日常活动。他们还报告说她的月经变得非常多，有血块。

露丝在月经期间特别难控制，有自伤的风险，也会攻击别人。她的基层医疗医师将她转诊给一位妇科医师。医师诊断她患有巨大的子宫肌瘤，并给她开了一个疗程的孕酮注射，结果导致闭经一年多（人工更年期）。经过这样的治疗，露丝的行为有所改善，得以继续住在收容所里。

说明性案例研究 8-3

帕梅拉（Pamela）是一名 36 岁的女性，住在养老院，患有轻度至中度 ID，表现为复杂性癫痫症和严重的挑战行为（对他人的攻击性）。十多年来，她的癫痫发作得到了相当好的控制。目前，她服用丙戊酸钠 1 g，每日 2 次，卡马西平 600 mg，每日 2 次。现在，帕梅拉仍有部分性癫痫发作，持续时间长达 60 秒，主要发生在月经前。

帕梅拉定期去当地 ID 精神病医师那里复查。她抱怨面部毛发越来越多，让她觉得非常痛苦，希望得到治疗。护理人员报告说，多年来，帕梅拉在月经期间一直情绪低落，非常易怒、好争辩且对工作人员具有攻击性。她的 BMI 为 32，血压为 140/90 mmHg。她按时服药。

问题：

（1）有哪些诊断的可能性？

（2）可以尝试哪些治疗策略？

（3）在这种情况下，药物的作用是什么？

参考文献

1. Bargiota A, Diamanti-Kandarakis E (2012) The effects of old, new and emerging medicines on metabolic aberrations in PCOS. Therapeutic Advances in Endocrinology and Metabolism, 3(1):27–47.

2. Cohen IS, Soares CN, Lyster AH, et al. (2004) Efficacy and tolerability of premenstrual use of venlafaxine (flexible dose) in the treatment of premenstrual dysphoric disorder. Journal of Clinical Psychopharmacology, 24:540–543.

3. Feely G (1984) Intermittent clobazam for catamenial epilepsy: tolerance avoided. Journal of Neurology, Neurosurgery and Psychiatry, 47:1279–1282.

4. Ford O, Lethaby A, Mol B, Roberts H (2006) Progesterone for premenstrual syndrome. Cochrane Database of Systematic Review (4):CD003415.

5. Freeman EW, Guthrie KA, Caan B, et al. (2011) Efficacy of escitalopram for hot flashes in healthy menopausal women: a randomized controlled trial. JAMA, 305(3):267–274.

6. Goodman A (2006) SNRI antidepressant reduces postmenopausal hot flashes. American Congress of Obstetricians and Gynecologists (ACOG) 59th Annual Clinical Meeting. Available at http://www.edscape.com/viewarticle/742234 (accessed on 14 February 2015).

7. Hahn PM, Van Vugt DA, Reid RL (1995) A randomized, placebo-controlled, crossover trial of danazol for the treatment of premenstrual syndrome. Psychoneuroendocrinology, 20:193–209.

8. Hickey M, Elliott J, Davison SL (2012) Hormone replacement therapy. BMJ, 344:e763.

9. Joffe H, Guthrie KA, LaCroix AZ, et al. (2014) Low-dose estradiol and the serotonin-norepinephrine reuptake inhibitor venlafaxine for vasomotor symptoms: a randomized clinical trial. JAMA Internal Medicine, 174(7):1058–1066.

10. Landen M, Eriksson O, Sundblad C, et al. (2001) Compounds with affinity for serotonergic receptors in the treatment of premenstrual dysphoria: a comparison of buspirone, nefazodone and placebo. Psychopharmacology, 155:292–298.

11. Lopez LM, Kaptein AA, Helmerhorst FM. (2012) Oral contraceptives containing drospirenone for premenstrual syndrome. Cochrane Database Library 2:CD006586.

12. Marjoribanks J, Brown J, O'Brien P, Wyatt K (2013) Selective serotonin reuptake inhibitors (SSRIs) for premenstrual syndrome. Cochrane Database of Systematic Review (6):CD001396.

13. Nelson HD, Vesco KK, Haney E, et al. (2006) Nonhormonal therapies for menopausal hot flashes systematic review and meta-analysis. JAMA, 295(17):2057–2071.

14. O'Hara J (2004) Mental health needs of women with learning disabilities: Services can be organised to meet the challenge. Tizard Learning Disability Review, 9(4):20–23.

15. Panay N, Hamoda H, Arya R, Savvas M (2013) The 2013 British Menopause Society & Women's Health Concern and recommendations on hormone replacement therapy. Menopause International, 19(2):59–68.

16. Wang M, Hammarbäck S, Lindhe BA, BäckströmT (1995) Treatment of premenstrual syndrome by spironolactone: a double-blind, placebo-controlled study. Acta Obstetricia et Gynecologica Scandinavica, 74:803–808.

延伸阅读

1. Brockington I (2005) Menstrual psychosis. World Psychiatry, 4(1):9–17.
2. Craig JJ (2007) Epilepsy and women. In: Sander JW, Walker MC, Smalls JE (eds.), A practical guide to epilepsy – from cell to community. West Hartford: International League Against Epilepsy, pp. 395–409.
3. Wyatt KM, Dimmock PW, Jones PW, O'Brien PMS (2001) Efficacy of progesterone and progestogens in management of premenstrual syndrome: systematic review. British Medical Journal, 323:1–8.

第九章 性障碍

John Devapriam[1], Pancho Ghatak[2], Sabyasachi Bhaumik[1, 3],
David Branford[4], Mary Barrett[1] & Sayeed Khan[1]
[1]*Leicestershire Partnership NHS Trust, Leicester, UK*
[2]*Partnerships in Care, Nottinghamshire, UK*
[3]*Department of Health Sciences, University of Leicester, Leicester, UK*
[4]*English Pharmacy Board, Royal Pharmaceutical Society, London, UK*

> 热情如水似火，它既是忠诚的仆人，同时也是最乖戾的主人。
>
> 伊索（Aesop）（前 620—前 560 年），古希腊预言家

一、定义

虽然性犯罪和性欲倒错这两个术语在相关文献中经常交换使用，但需要对这两个术语进行阐明。只有一部分性犯罪者患有性欲倒错。而且，并不是所有患性欲倒错的人都是性犯罪者。通常情况下，他们只会有不正常的性幻想和性冲动，不会未经许可地对个人或孩子实施行为。

在 DSM-5 中，"**性欲倒错**"一词的定义是任何一种强烈而持久的性兴趣，或与外表正常、身体成熟、同意的人类伴侣进行的预备性爱抚，而不是对生殖器刺激的性兴趣。确诊性欲倒错需要至少持续 6 个月的性欲倒错行为，并且对个体造成痛苦或损害，或对他人造成伤害。

DSM-5 介绍了包括 8 种特殊的性欲倒错障碍——窥阴癖（在私人活动中监视他人）、露阴癖（暴露生殖器）、摩擦癖（未经许可触摸或摩擦他人）、恋童癖（对儿童的性关注）、性受虐狂（接受羞辱、束缚或痛苦）、性施虐癖（施加羞辱、束缚或痛苦）、恋物癖（对非生命体进行性行为或高度关注非生殖器部位）和异装癖（穿着异性服装引起性欲）。这些症状是相对常见的，其中一些需要采取行动来满足他们的要求，这些行动可能对他人有害或有可能对他人造成伤害，构成刑事犯罪。然而，DSM-5 中并没有详尽列出所有可能的性欲倒错障碍。

二、患病率

犯罪人群中的 ID 患病率仍然是大量研究和调查的主题。虽然许多研究都强调 ID 在犯罪和性侵者中更为普遍，但尚无关于其患病率的确切数字。在不同环境中进行的研究产生了不同的犯罪发生率和犯罪类型［琳赛（Lindsay）等，2007］。这些研究中的一个主要因素是诊断 ID 的方法。

在沃克（Walker）和麦凯波（McCabe）(1973) 的经典研究中，回顾了 331 名因各种罪行被医院命令拘留的 ID 男性，发现与医院样本中的其他群体相比，这类人群的火灾发生率（15%）和性犯罪（28%）高。霍兰德（Holland）和佩尔松（Persson）(2010) 研究了澳大利亚维多利亚州 102 名囚犯的样本，并报告说，ID 的患病率低于 1.3%，这是由训练有素的法医心理学家使用完整的韦克斯勒成人智力量表（WAIS）得出的。霍格（Hogue）等人（2006）研究了三组在高安全性的机构、中低安全性的机构和社区法医机构中 ID 患者。这三组在性障碍患病率方面没有差异（34% ~ 50%）。

因此，诸如诊断 ID 的方法不同、不同的研究纳入标准及在广泛环境中进行的研究等因素，使得性犯罪者 ID 患病率数据难以一致。

三、病因学

该疾病似乎是多因素造成的——神经、激素、遗传、心理、发育和文化因素可能都在性欲倒错行为中起作用，使得治疗复杂。睾丸素是由睾丸产生的主要雄激素，在发展和维持男性性特征的同时，也控制着性、攻击性、认知和个性。性幻想、欲望和行为在很大程度上依赖于这种激素。很明显，中枢 5- 羟色胺代谢对性行为也有显著影响［格林伯格（Greenberg）和布拉德福德（Bradford），1997］。动物研究表明，大脑 5- 羟色胺水平下降时，性冲动和交配行为会增加。大脑中 5- 羟色胺水平升高时，这些行为也会减少。

实证研究表明，各种因素的发生率都在增加，包括儿童期性虐待史、依恋困难、社交无能、情绪失调和抑制失调，这些都是由恋童癖和其他性冲动的共情缺陷引起的［亚克利（Yakeley）和伍德（Wood），2014］。

四、性犯罪者的治疗

本章仅讨论药物治疗选择。但应强调的是，性犯罪者的主要治疗方法是心理治疗，心理治疗有较好的发展前景（亚克利和伍德，2014）。不同的心理疗法包括认知行为疗法（社交技能训练、认知重构、发展受害者的同理心和想象脱敏）和复发预防疗法（专注于亲密关系、依恋、情绪调节和冲动等动态因素）。性犯罪者治疗方案（sex offenders treatment programme，SOTP）等治疗方法通常适用于能力一般的犯罪者（智商高于 80 的犯罪者），并且已经制订了适用于智力障碍犯罪者（ASOTP）的治疗方案。可以在社区环境或机构（监狱和专科医院）中进行治疗，并且通常采用集体治疗的形式。建议读者阅读关于 ID 性犯罪者的心理治疗的文章。

五、使用精神药物的证据基础

尽管精神药物已经使用了一段时间，但证据很少（病例报告、样本量小等），并且在任何随机对照试验中都没有显示出疗效。

心境稳定剂：碳酸锂和抗惊厥药已使用多年，但在没有并发双相情感障碍的情况下，这两者没有显示出任何功效。

抗精神病药：已使用苯哌利多、氯丙嗪、氟哌啶醇和利培酮等药物。在对照研究中没有明显差异。除了极少数情况下，反常行为与精神分裂症的妄想有关，没有发现使用抗精神病药的明显疗效。

5-羟色胺选择性重摄取抑制剂（SSRI）：有大量的研究证据证明了 SSRI 的疗效。暴露癖、强迫性手淫和恋童癖在 SSRI 治疗后都有所改善：

（1）舍曲林可以减少越轨性行为——但它不会影响正常的性行为，有时甚至会改善正常的性行为［布拉德福德（Bradford）等，1995；布拉德福德，2000］。

（2）给 12 ~ 18 岁的人开 SSRI 类药物可以防止因不正常的幻想和行为而产生行为［布拉德福德和费多罗夫（Fedoroff），2006］。

（3）SSRI 可能对与强迫症和抑郁症相关的性欲倒错特别有用，也对那些性冲动具有强烈强迫性的个体特别有用，这些人发现自己难以抗拒这些性冲动。

（一）抗雄激素

1.醋酸甲羟孕酮（medroxyprogesterone acetate，MPA）

（1）降低血浆睾酮和游离睾酮。

（2）尽管有证据证明疗效，但由于严重的不良反应（体重增加、高血压、肾上腺抑制、血栓栓塞等），在欧洲已不再使用 MPA。

2.醋酸环丙孕酮（cyproterone acetate，CPA）

（1）一种类似于黄体酮的合成类固醇——同时作为孕激素和抗雄激素。

（2）关于疗效、剂量和治疗时间的证据基于病例报告、开放性研究和对照研究。

（3）指示：参见流程 9-1 的第 3 级和第 4 级。

（4）许多学者建议治疗 3 ~ 5 年。治疗效果在停止治疗后 1 ~ 2 个月内完全可逆。

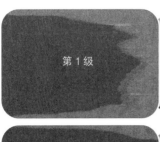

第 1 级

· 目的：控制性欲反常性幻想、强迫和行为。
· 干预：认知行为疗法

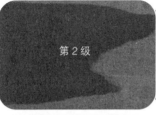

第 2 级

· 目的：控制对正常性活动有一定影响的性幻想、强迫和行为
· 可能用于性暴力风险较低的"不干涉"性倒错（如暴露狂、偷窥狂）
· 第 1 级缺乏令人满意的结果
· 干预：SSRI——强迫症水平的剂量（如氟西汀每日 40 ~ 60 mg）

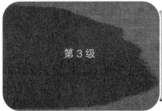

第 3 级

· 目的：爱抚但没有插入的"触摸"性反常
· 反常的性幻想——但没有性虐待元素
· 4 ~ 6 周后第 2 级缺乏令人满意的结果
· 干预：在 SSRI 治疗中添加低剂量抗雄激素（如醋酸环丙孕酮每日 50 ~ 100 mg）

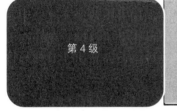

第 4 级

· 目的：控制中度和高度性暴力风险（严重的性反常伴随着更严重的"触摸"性活动）
· 第 3 级缺乏令人满意的结果
· 干预：选择的药物应该是醋酸环丙孕酮（CPA），口服，每日 200 ~ 300mg，或者如果患者不依从——肌内注射 CPA 200 ~ 400 mg，每周 1 次或每 2 周 1 次。如果不使用 CPA，可以使用醋酸甲羟孕酮每日 50 ~ 300 mg

第 5 级

· 目的：控制性暴力、严重性反常和性虐待的高风险
· 第 4 级没有令人满意的结果
· 此处的治疗目的是几乎完全抑制性活动和性欲
· 干预：曲普瑞林 11.25 mg，每 3 个月 1 次。为了控制突发效应 CPA 可在治疗前 1 周和治疗第 1 个月期间使用 CPA

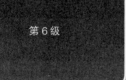

第 6 级

· 目的：控制最严重的性欲倒错，需要完全抑制性活动和性欲
· 第 5 级没有令人满意的结果
· 干预：除 GnRH 激动药外，CPA（每日 50 ~ 200 mg）或醋酸甲羟孕酮（每周 300 ~ 500 mg 肌内注射可作为第二选择）

流程 9-1　性欲倒错药物治疗流程

资料来源：改编自蒂博（Thibaut）等（2010）©Informa Healthcare

（5）不良反应：睡眠障碍、抑郁症、骨质疏松、血栓栓塞、高血压、肾功能和心脏功能障碍、肝细胞功能障碍、男性乳腺增生症（很少导致溢乳和良性乳腺结节）等。有报道称，在治疗数月后，CPA 的处方量超过每日200～300 mg 时，会导致死亡。然而，严重的肝毒性并不常见，小于 1%。

（6）治疗前检查：肝功能检查、全血细胞计数、ECG、空腹血糖、血压、体重、钙和磷酸盐水平、U&E、骨密度、睾酮、FSH、黄体生成素（LH）和血浆催乳素水平。

（7）监测：血细胞计数、肝功能和肾上腺皮质功能。

（8）CPA 的禁忌证：未经同意、青春期尚未结束、肝病、糖尿病、严重的高血压；癌（前列腺癌除外）、脑膜瘤、怀孕或哺乳、既往患有血栓栓塞疾病心脏、垂体或肾上腺疾病、结核、癫痫、精神病等。

3. 促性腺激素释放激素（gonadotrophin-releasing hormone，GnRH）类似物

（1）由于对 CPA 的治疗依从性差，因此需要一组不良反应较小的有效药物。

（2）双侧睾丸切除与血液中雄激素水平显著降低有关，这与所有治疗形式中的复发率最低有关。这一现象引发了对 GnRH 类似物的更多研究。

（3）GnRH 类似物刺激垂体释放 LH →血清睾酮短暂升高→持续给药→ GnRH 受体下调→在 2～4 周内将 LH、FSH 和睾酮降低至去势水平。

（4）在开放研究中观察到的疗效非常好。观察到异常的性幻想和行为减少。

（5）在 GnRH 类似物中，只有曲普瑞林可用于治疗伴有严重性偏差的男性性欲亢进，接下来将讨论这一点。

4. 曲普瑞林

（1）合成十肽激动剂，GnRH 类似物。

（2）指示：见流程 9-1 的第 5 级。

（3）剂量：肌内注射，每 3 个月 11.25 mg（流程 9-1 的第 5 级）

（4）治疗持续时间仍然存在争议。蒂博（Thibaut）等人认为至少需要 3 年才能达到稳定状态，对于某些患者，可能需要终身治疗。

（5）不良反应：骨小梁密度降低、高血压、肌肉骨骼疼痛或虚弱、头皮和体毛变化、面部水肿和四肢水肿，以及情绪变化，包括抑郁。

（6）预处理检查：健康检查，包括体重和血压。必须进行血浆睾酮、FSH、LH、血糖、钙和磷酸盐、血脂、肾功能和 ECG 检查。对于有骨质疏松风险的患者，应检查骨密度。对于有骨质疏松风险的患者，需要继续仔细监测情绪和心理问题（每 1～3 个月 1 次），每 6 个月监测 1 次血液参数和每年监测 1 次的骨密度。

说明性案例研究 9-1

> 山姆（Sam）是一名患有轻度 ID 的 26 岁男性，因反复出现的恋童行为（非插入性行为）和丰富的恋童癖性幻想而被送入低安全性患者病房。他的幻想和活动中没有暴力元素。他接受了性犯罪者治疗方案 [基于认知行为疗法（cognitive behavioral therapy，CBT）]，但在此之后他的性幻想仅略有减少。
>
> 多学科团队随后对他的治疗进行评估，并为他提供 CPA，剂量为每日 50 mg。山姆同意了治疗。他报告说，经过大约 6 个月的治疗后，性幻想减少了。大约一年后，再次实施 CBT 计划，这次他对心理治疗的反应要好得多（同时保持 CPA）。在周期结束时，他说他不再有反常的幻想。在病房和在陪同下离开社区期间也没有有类似的犯罪行为。他现在可以被转移到一个带锁的康复病房，较为便利。在他住院期间继续进行 CPA 相关的监测。

佛罗伦萨的蒂博等人（2010）发表了"世界生物精神病学联合会（The World Federation of Societies of Biological Psychiatry，WFSBP）对性欲倒错的生物治疗指南"。其中评估了药物疗法在治疗和控制性欲倒错中的作用。作者在 MEDLINE/PubMed 及其他已发表的综述中使用了广泛的英语文献检索。提出了一种针对不同类别的六级处理流程。

尽管这些指南并非专门针对 ID 患者，但它们可以提供有价值的临床选择。除了心理治疗外，在治疗 ID 患者的性障碍时，可采用此类患者的常用疗法。

说明性案例研究 9-2

> 理查德（Richard）是一名患有轻度 ID 和癫痫症的 55 岁男子，他从十几岁起就长期住在 ID 机构中。他是一名非正式患者，是病房的"模范"居民，帮助工作人员和访客，没有发现任何行为问题。理查德每日到福利工厂工作，在那里赚取工资。他喜欢自己去当地小镇，花钱买糖果和漫画。在旅行中，他多次接近年轻的青春期男孩，为了和他们成为朋友，他向他们提供糖果和漫画。在这种情况下，他人多次向警方报案并提出指控；然而，他从未被成功起诉。每当即将出庭时，理查德都会承认自己的行为并且似乎乐于接受治疗。但之后，他很快就放弃治疗了。理查德因而在当地社区出名，并因此经历了 3 次不同场合的人身攻击。然而，他仍然坚持在无人陪伴的情况下继续他的日常郊游。
>
> 问题：
>
> （1）有什么风险？
>
> （2）你将如何处理这种情况？
>
> （3）哪些机构应该参与，它们的作用是什么？

参考文献

1. Bradford, J. M. W. (2000) The treatment of sexual deviation using a pharmacological approach. Journal of Sex Research, 3, 248–257.

2. Bradford, J. M. W. & Fedoroff, P. (2006) Pharmacological treatment of the juvenile sex offender. In H. E. Barbaree & W. L. Marshall (Eds.). The juvenile sex offender (2nd ed.) (pp. 358–383). New York: Guilford.

3. Bradford, J. M. W., Greenberg, D. M., Gojer, J. J., Martindale, J. J. & Goldberg, M. (1995) Sertraline in the treatment of pedophilia – an open labelled study. Paper presented at the Annual American Psychiatric Association Congress, Miami, FL, May.

4. Greenberg, D. M. & Bradford, J. M. W. (1997) Treatment of the paraphilic disorders: a review of the role of the selective serotonin reuptake inhibitors. Sexual Abuse, 9, 349–361.

5. Hogue, T., Steptoe, L., Taylor, J. L., et al. (2006) A comparison of offenders with intellectual disability across three levels of security. Criminal Behaviour and Mental Health, 16, 13–28.

6. Holland, S. & Persson, P. (2010) Intellectual disability in the Victorian prison system: characteristics of prisoners with an intellectual disability released from prison in 2003–2006. Psychology Crime and Law, 17(1), 25–41.

7. Lindsay, W. R., Hastings, R. P., Griffiths, D. M. & Hayes, S. C. (2007) Trends and challenges in forensic research on offenders with intellectual disability. Journal of Intellectual and Developmental Disability, 32, 55–61.

8. Thibaut, F., de la Barra, F., Gordon, H., Cosyns, P., Bradford, J. M. W. & the WFSBP Task Force on Sexual Disorders (2010). The World Federation of Societies of Biological Psychiatry (WFSBP) guidelines for the biological treatment of paraphilias. The World Journal of Biological Psychiatry, 11, 604–655.

9. Walker, N. & McCabe, S. (1973) Crime and insanity in England (Vol. 2). Edinburgh: Edinburgh University Press.

10. Yakeley, J. & Wood, H. (2014) Paraphilias and paraphilic disorder: diagnosis, assessment and management. Advances in Psychiatric Treatment, 20, 202–213.

延伸阅读

1. Bradford, J. M. W. (1985) Organic treatments for the male sexual offender. Behavioural Sciences & the Law, 3, 355–375.

2. Bradford, J. M. W. & Kaye, N. S. (1999) Pharmacological treatment of sexual offenders. American Academy of Psychiatry and Law Newsletter, 24, 16–17.

3. Clarke, D. (1989) Antilibidinal drugs and mental retardation: a review. Medicine, Science and the Law, 29(2), 136–146.

4. Craig, L. A., Lindsay, W. R. & Browne, K. D. (2010) Assessment and treatment of sexual offenders with intellectual disabilities: a handbook. Chichester: John Wiley & Sons, Ltd.

5. Gordon, H. & Grubin, D. (2004) Psychiatric aspects of the assessment and treatment of sex offenders.

Advances in Psychiatric Treatment, 10, 73–80.

6. Lindsay, W. R. (2009) The treatment of sex offenders with developmental disabilities: a practice workbook.Hoboken, NJ: John Wiley & Sons, Inc.

7. Lindsay, W. R., Hastings, R. P. & Beech, A. R. (2011) Forensic research in offenders with intellectual & developmental disabilities 1: prevalence and risk assessment. Special issue: Forensic research in offenders with intellectual & developmental disabilities Part 1. Psychology, Crime & Law, 17(1), 3–7.

8. Rosler, A. & Witztum, E. (1998) Treatment of men with paraphilia with a long-acting analogue of gonadotropin-releasing hormone. New England Journal of Medicine, 338, 416–422.

第十章　孤独症谱系障碍

Mary Barrett[1] & Elspeth Bradley[2, 3]

[1]*Leicestershire Partnership NHS Trust，Leicester，UK*
[2]*Surrey Place Centre，Toronto，Ontario，Canada*
[3] *Department of Psychiatry，University of Toronto，Toronto，Ontario，Canada*

> 孤独症对人的影响是具有毁灭性的，它会对机体功能的各个方面带来重大影响，并伴随一生。
>
> 豪林（Howlin）（1997）

一、定义

孤独症谱系障碍（autism spectrum disorder，ASD）是一组严重的发育和神经精神障碍，通常在 3 岁时显现。1943 年利奥·坎纳（Leo Kanner）首次描述了孤独症，一年后，汉斯·阿斯伯格（Hans Asperger）描述了阿斯伯格综合征；然而，随着洛娜·温（Lorna Wing）工作的开展，人们开始对该疾病有更广泛的认识。根据实地研究，后来洛娜·温为孤独症的诊断拟定了三大行为标准。在所有智力范围和亚临床型的孤独症患者中都发现这些障碍。

温提出的三重障碍：
- 双向社交互动的障碍
- 语言和非语言交流以及想象活动的障碍
- 活动和兴趣明显全部受到限制

二、临床表现

表 10-1 列出了 ASD 共同的核心特征。在任何特定的人身上，个体的所有特征在程度和性质上都是可变的；然而，对诊断来说，每个领域都存在异常情况。

尽管 ASD 的诊断需要存在三大核心障碍，但其临床表现因人而异，并且可能随着时间的推移在任何特定的人身上发生改变。影响这种变化的一个关键因素是 IQ。尽管 ASD 在任何智力水平上都可能表现出各种特征，但某些特证在特定的智商水平和不同的诊断亚类中更为常见（图 10-1）。

表 10-1　ASD 的共同核心特征

领域	关键特征
社交障碍	社会线索理解困难影响双向社会互动、联合互动游戏和联合注意行为
	不能识别情绪上的暗示，导致对他人的痛苦做出不恰当反应，从而反映出缺乏广泛的同情心
交流障碍	语言和非语言领域都受到影响
	关键在于双向互动的社交障碍
	语言表达能力比接受能力受到更大的影响
	符号语言和语用语言都会出现异常，包括模仿言语、韵律异常、代词颠倒和语音质量上缺乏变化
想象力和行为障碍	兴趣和活动仅限于几个有限的主题，缺乏自发性、想象和创造力
	活动通常是重复和受限的
	对对象的部分或非功能元素感兴趣，如对质感感兴趣，而对整体不感兴趣
	强迫性的惯例和不寻常的依恋，这可能导致大量的收集和存储问题
	任何意外的变化都可能导致痛苦、焦虑和 / 或攻击

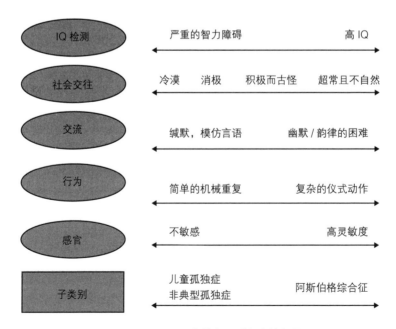

图 10-1　ASD 在整个 IQ 范围内的表现

除了核心特征外，还有许多其他 ASD 相关的关键特征，包括感官敏感性和运动异常。常见的问题包括感知异常，特别是听觉和视觉，这可能导致感官超负荷和运动功能障碍，表现为手部拍打、上下弹跳和 / 或旋转。

缺乏对时间和空间的意识和觉察也会造成重大困难，使人无法在连续的框架中思考，从而无法理解和预测世界。

在评估 ASD 患者时，这些因素都需要考虑在内。事实上，其中某些因素可能是比核心特征本身更重要的治疗挑战。图 10-2 说明了临床表现的复杂性。

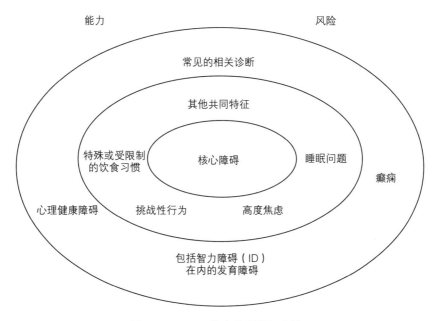

图 10-2 ASD 临床表现的复杂性

三、患病率

布鲁加（Brugha）**等人**（2012）**发现：**
- 据估计，英国孤独症的总患病率为 1.1%。
- 男性患病率高于女性（2% : 0.3%）。

特别是在 ID 患者中，研究发现：
- 居住在社区护理机构的成人 ID 患者孤独症患病率为 31%，居住在家庭的此类患者的患病率为 35.4%。
- 孤独症的患病率随着 ID 严重程度的增加而升高。
- 孤独症的患病率随着语言智商的降低而升高。
- 成年 ID 患者的性别差异不太明显（患有重度 ID 的男性占 60%，患有重度 ID 的女性占 43%）。

四、治疗

ASD 的治疗始于对核心症状和相关特证的准确识别和诊断。鉴于孤独症的高患病率，临床医师在评估 ID 患者时，重要的是必须具有"孤独症意识"。

说明性案例研究 10-1

> 一名 52 岁的男子具有中度 ID 和长期的挑战性行为史，他在养老院中变得越来越有攻击性后，被重新转介给社区团队的精神科医师。该精神科医师到这位先生家中拜访，注意到攻击性爆发的常见诱因包括：日间照看中心巴士晚点，其他居民在公共休息室里来回移动装饰物，以及厕所里的干手器被开启使用。更明显的是，在询问过程中，该男子很少有眼神交流。只有当他想要一杯热饮时，才会主动与工作人员互动，而且他的大部分语言都是常用句式，如"今天下雨"，通常与实际情况不符。
>
> 该精神科医师制定了与工作人员和该男子的母亲要完成的一份标准化的访谈时间表，社区 ID 组的一名成员在住宅和日间中心进行一系列行为观察。在此之后，医师的诊断结果是孤独症，并设计了一套干预措施，包括通过职业治疗师围绕孤独症进行的员工教育、语言治疗师的输入，以制定沟通的途径和具体时间表，进行感官评估和整合工作。与运输服务部门的协商，先将这位先生接走，以避免任何不必要的延误。

五、药物作用

目前还没有治愈 ASD 及其核心特征的方法。临床焦点集中在伴发的行为问题的治疗和功能最大化，而不是对主要病情本身的治疗。关键的治疗方法包括提供适当的教育、环境适应、行为干预、家庭 / 照料者支持和关于病情的教育。人们也越来越重视早期干预工作的价值。

药物治疗在 ASD 本身的治疗中作用有限，应仅考虑以下 3 种情况：

（1）作为整体治疗计划的一部分。

（2）如果环境、行为和心理治疗作用有限。

（3）如果药物对患者及其周围人的功能运转有重大影响，包括由异常行为引起的潜在或实际的风险。

重复的行为很常见，包括刻板印象和仪式动作。这些行为可能会对个人和 / 或其周围人的功能运转产生重大影响。这种行为的中断可能会造成巨大的痛苦，进而导致行为失常。刻板印象可能是由多巴胺介导的，因此对利培酮等药物的反应最佳，而仪式动作和其他强迫性行为是由 5- 羟色胺介导的，因此对 SSRI 的反应可能更佳。

对于任何个体，无论是否被诊断为 ASD，都应该考虑对并发的精神健康问题进行药物治疗。尽管如此，仍应注意 ASD 患者的焦虑和情绪障碍倾向，其临床表现可能不典型，如刻板印象或攻击 / 自伤行为的增多。如果怀疑有潜在的精神健康疾病，可能需要进行药物试验。

在 ASD 背景下发生的紧张症在各种文献中都有报道，包括洛娜·温的相关研究报告。据报道，个别病例中使用劳拉西泮（在某些情况下使用高剂量）治疗效果良好，但缺乏正式的试验数据。

药物治疗试验可作为最后的手段，用于治疗自伤行为（self-injurious behaviour，SIB）。药物治疗只应作为基于功能分析的整体治疗策略的一部分，应急治疗是干预的主要目标。风险评估将是任何处方开具时需重点考虑的部分。应定期审查药物，其目的是将药物使用和治疗持续时间维持在最低限度。

六、选择药物

ASD 药物治疗的证据基础仍然有限，表 10-2 总结了现有的可用数据。

在选择药物进行治疗时，明确患者症状是至关重要的。流程 10-1 总结了 ASD 患者临床表现的关键领域。重要的是，一个人可能在几个领域都有症状，应对治疗的选择和顺序进行相应的调整。案例研究 10-2 对此加以举例说明。

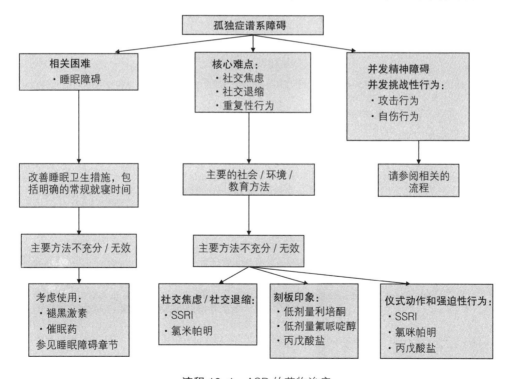

流程 10-1　ASD 的药物治疗

表 10-2 ASD 药物治疗的证据基础

药物	对孤独症有益的特定药物治疗试验的证据概述
抗精神病药	
利培酮（常用剂量为每日 1 ~ 2 mg）	科克兰（Cochrane）综述（2010）介绍了三项随机对照试验，可以对三种结果进行荟萃分析。有些证据证明该药对易怒、重复和社交退缩有益。然而，在使用时必须考虑到其带来的不利影响，最突出的是体重增加 在儿童中进行的对照试验表明，鉴于观察到不良反应且缺乏对孤独症核心症状的显著益处，利培酮应仅用于与孤独症相关的中度至重度行为问题的治疗
阿立哌唑（孤独症儿童患者的阿立哌唑起始剂量为每日 2 mg，再增加至每日 5 mg，随后根据需要增加至每日 10 mg 或 15 mg）	作为包括心理、教育和社会干预在内的整个儿科治疗项目的一部分，美国食品和药物管理局（Food and Drug Administration，FDA）已批准扩大阿立哌唑口腔崩解片和口服溶液等口服制剂的适应证，以用于治疗与 ASD 相关的易怒情况 该项审批通过是基于两项为期 8 周的随机无效对照剂的多中心研究数据 在这两项研究中，最常报告的阿立哌唑相关不良反应（发生率 > 10%，是对照剂的 2 倍）是镇静（21% vs 4%）、疲劳（17% vs 2%）、呕吐（14% vs 7%）、嗜睡（10% vs 4%）和震颤（10% vs 0%） 最常见的停药原因是镇静、流口水、震颤、呕吐和锥体外系障碍。在接受阿立哌唑治疗的患者中，有 26% 的患者出现了临床上显著的体重增加（> 3.2 kg），而在接受对照剂治疗的患者中，这一比例为 7%（平均体重分别增加 1.6 kg 和 0.4 kg）
奥氮平	证据基础非常有限。小型试验已显示，在缓解与孤独症相关的一些行为症状（易怒、多动 / 不依从和嗜睡 / 退缩）方面具有优势。有体重增加和代谢不良反应的风险
氟哌啶醇（常用剂量为每日 1 ~ 2 mg）	氟哌啶醇被许可用于精神运动性激越、兴奋，以及暴力和危险冲动行为的短期辅助治疗 氟哌啶醇已被发现可有效减少行为症状，如多动症、攻击性、刻板印象、情绪不稳定和发脾气，但不能治疗孤独症的核心症状 氟哌啶醇与迟发性和戒断性运动障碍的高发生率有关，由于这些不良反应，临床应用受到极大限制
喹硫平	一些使用低剂量的小规模的开放性试验表明，该药对攻击性等症状有限的短期效果
抗抑郁药	
SSRI	一篇科克兰综述（2013）介绍了涉及 320 人的 9 项试验，评估了 4 种 SSRI：氟西汀、氟伏沙明、芬氟拉明和西酞普兰。其中 5 项研究仅包括儿童，4 项研究仅包括成人。一项试验招募了 149 名儿童，但其他试验的规模要小得多。没有证据支持可使用 SSRI 用以治疗儿童孤独症，也没有足够有力的证据表明 SSRI 对成人孤独症患者有效。有人指出，用一种 SSRI 治疗可能会引起不良反应。作者的结论是，对于可能与孤独症同时发生的临床适应证，如成人或儿童的强迫症和抑郁症，以及成人的焦虑症，应根据具体情况决定是否使用 SSRI

（续表）

药物	对孤独症有益的特定药物治疗试验的证据概述
其他抗抑郁药	一项关于文拉法辛的回顾性临床开放研究评估了其对孤独症核心症状及 ADHD 相关特征的影响。10 名完成者中有 6 名被判定为低剂量持续治疗应答者（平均：每日 24.37 mg；范围：每日 6.25 ~ 50.00 mg），并且对药物的耐受性良好。在重复性行为、兴趣受限、社交缺陷、沟通和语言功能、注意力不集中和多动症方面都有所改善 据报道，4/5 的孤独症年轻成人患者在接受开放标签治疗后，氯丙咪嗪可改善其社会交往障碍、攻击性和重复性思维和行为 在一项双盲交叉研究中，研究者发现氯丙咪嗪在控制一组儿童和青少年的孤独症和愤怒症状及改善多动症症状方面的作用优于地昔帕明和对照剂 除此之外还有其他研究，一项涉及 35 名成人的开放标签试验，已经验证了氯丙咪嗪在改善重复性行为和攻击性方面的作用。然而，一项使用氯丙咪嗪治疗 8 名患有广泛性发育障碍（pervasive developmental disorder，PDD）的儿童的开放标签治疗显示，7 名儿童的临床症状恶化，且对药物的耐受性较差 关于度洛西汀和阿戈美拉汀的小型试验没有发现药物对症状有额外的益处 一项对 26 名儿童和成人的试验中，米氮平仅显示出一定的效果
兴奋剂	进一步的研究表明，患有 ASD 和并发的 ADHD 的儿童的多动症似乎有剂量依赖性的改善
哌甲酯	2005 年由儿科精神药理学研究单位（the Research Units on Pediatric Psychopharmacology，RUPP）孤独症网络关系系统进行的试验表明，速释哌甲酯（immediate-release methylphenidate，IR-MPH）可减少 ASD 和 ADHD 儿童的多动症，增加注意力持续时间，并可能增强沟通技能。然而，IR-MPH 也与易怒和相应的社交退缩风险增加有关，并且反应率差异很大
可乐定	支持可乐定的证据结果各不相同 在小型试验中，它已被证明能有效减少冲动、注意力不集中和多动症，也可以作为患有孤独症和睡眠障碍的儿童的镇静药。一项使用可乐定的透皮试验受到皮肤刺激的限制
抗癫痫药	
丙戊酸盐	研究表明，服用该药后患者的重复性行为、社会关系、攻击性和情绪不稳定得到改善；然而，所有应答者的脑电图均异常。另一项小型双盲研究显示对重复行为有益
拉莫三嗪	最初的研究表明，服药后患者的社交活动、注意力和警觉性有所改善，但后来的研究未能证明这一点
其他抗癫痫药	尽管卡马西平被广泛使用，但目前还没有关于卡马西平的研究。对左乙拉西坦的小型研究表明其对多动症和冲动有益。将托吡酯作为减肥添加剂的研究显示，躁动和易怒的症状加剧

说明性案例研究 10-2

　　一名患有严重 ID 和已知确诊的 ASD 的 25 岁女性开始出现自伤行为，反复用拳头击打头部右侧，造成某种程度的组织损伤。体检发现右耳道有耳垢堆积，并成功治疗。然而，经治疗后，这种行为仍在继续，无法进一步确定身体、精神或环境原因。详细的观察显示，工作人员试图阻止这种行为，导致这位女士变得越来越痛苦，并重新开始击打自己的头部。因此得出结论，现在这种行为本质上似乎是强迫性的。针对这种行为实施了一项治疗方案，但效果有限，因此尝试使用 SSRI 治疗。这种策略的组合显著减少这种行为，使得组织损伤得以愈合。

说明性案例研究 10-3

　　布莱恩（Brian）是一名患有轻度 ID 和 ASD 的男子，今年 72 岁，住在家庭护理中心，他越来越不愿意出门参加他日常的日托项目。他坚持在他的房间里整理他收集的报纸和杂志，并且时间越来越长。如果工作人员在此过程中试图与他交流，他会变得非常激动。几周后，他变得越来越喜欢夜间活动，直到凌晨 3～4 点才睡觉，然后整个上午都躺在床上。此时，布莱恩的社会工作者把他转交给社区 ID 团队进行评估和援助。

　　问题：

　　（1）有哪些诊断可能性？

　　（2）可以尝试哪些治疗策略？

　　（3）在这种情况下，药物的作用是什么？

参考文献

1. Brugha T, Cooper SA, McManus S, et al. (2012) Extending the 2007 adult psychiatric morbidity survey. http://www.hscic.gov.uk/catalogue/PUB05061/esti-prev-auti-ext-07-psyc-morbsurv-rep.pdf (accessed 11 February 2015).

2. Cochrane (2010). Risperidone for autism spectrum disorder. http://www.cochrane.org/CD005040/BEHAV_risperidone-for-autism-spectrum-disorder (accessed 11 February 2015).

3. Cochrane (2013). Selective serotonin reuptake inhibitors (SSRIs) for autism spectrum disorders (ASD). http://onlinelibrary.wiley.com/doi/10.1002/14651858.CD004677.pub3/full (accessed 16 February 2015).

4. Howlin P (1997). Autism, preparing for adulthood. London: Routledge.

延伸阅读

1. NHS Information Centre for Health and Social Care (2012). Estimating the prevalence of autism spectrum conditions in adults: Extending the 2007 adult psychiatric morbidity survey. http://www.ic.nhs.uk/pubs/autism11 (accessed 7 January 2015).

2. NICE (2011a). Autism diagnosis in children and young people: Recognition, referral and diagnosis of

children and young people on the autism spectrum (CG 128). http://www.nice.org.uk/CG128 (accessed 7 January 2015).

3. NICE (2011b). Autism: Recognition, referral, diagnosis and management of adults on the autism spectrum. http://www.nice.org.uk/guidance/cg142 (accessed 11 February 2015).

第十一章 注意缺陷多动障碍

Karen Bretherton

Leicestershire Partnership NHS Trust，Leicester，UK

> 患有注意缺陷多动障碍，就像大脑拥有一辆功能强大的赛车，然而这辆赛车却装备了并不合适的自行车刹车。
>
> 金伯利·费斯·伍德（Kimberley Faith Wood）

一、定义

注意缺陷多动障碍（ADHD）是一种异质性疾病，表现为多动、冲动和注意力不集中，这种情况在儿童时期普遍存在，且其功能受损不能归因于发育水平不良。

二、诊断标准

DSM-5 使用的是诊断术语 ADHD，而 ICD-10 使用的是注意缺陷障碍。采用 DSM 可对亚型进行诊断，即以注意力不集中为主要症状，或以多动/冲动为主要症状，或是以上两者皆有。ICD-10 要求诊断需符合所有综合标准（表11-1）。

"成人学习障碍/精神发育迟缓精神障碍诊断标准"（DC-LD）有助于明确地将这些诊断标准应用于成人智力障碍患者(ID)。DC-LD 总结了这些标准："在有学习障碍的成年人中，这种障碍可能会被忽视，因为注意力不集中、冲动、无组织的行为，以及难以进行和维持有目的的行为在学习障碍者中很常见。"只有在总体情况符合 6 个标准的情况下，才能应用此诊断：

（1）症状超过一般智力或 ID 的严重程度。

（2）这种疾病的发病年龄应在 7 年前或没有病史记录，"已知由来已久，最早可追溯到现有的历史"。

（3）该障碍不得归因于另一种精神或身体障碍。

（4）必须有注意力不集中和注意力分散的模式，注意力不集中是指活动短

表 11-1　诊断标准

	DSM-5	ICD-10
发病年龄	12 岁前出现症状	7 岁前出现症状
基本特征	注意力不集中或者过度活跃	注意力不集中和过度活跃
	出现在 2 种或 2 种以上环境中	出现于 2 个或 2 个以上的环境中
	有证据表明这些症状削弱了机能或降低了社交、学习或工作技能的质量	社会、学术或职业功能方面的症状造成了损害
	症状不仅发生在精神病或其他心理健康障碍的过程中	症状并不只出现在广泛性发育障碍、精神病或其他精神健康障碍期间
	症状持续 6 个月以上，与发育水平无关	症状持续 6 个月以上，与发育水平无关
存在表现	16 岁以下儿童出现 6 个或 6 个以上注意力不集中症状，17 岁以上儿童出现 5 个或 5 个以上症状	例如，6 个或 6 个以上注意力不集中的症状
	难以维持注意力	在学业或工作中注意力不集中
	无法关注细节	在任务或游戏中不能保持注意力
	当直接与其交谈时，对方似乎没有在听	当直接与其交谈时，对方似乎没有在听
	不能按照指示执行	不执行指示或任务
	在组织任务和活动方面有困难	难以组织任务或活动
	不喜欢或不愿意从事需要持续脑力的任务	避免、不喜欢或不愿意从事需要持续脑力的任务
	很容易被外界的刺激分心	容易丢失任务中的目标
	在日常活动中经常健忘	容易被外界刺激分心
	和 / 或	日常活动健忘
	16 岁以下儿童的多动 / 冲动症状超过 6 种，17 岁以上儿童的多动 / 冲动症状超过 5 种	**和**
	手脚不安	比如，3 个或 3 个以上的多动 / 冲动症状
	被要求保持坐姿时无法做到	手脚不安，坐立不安
	疯狂奔跑或攀登	在课堂上离开座位或离开其他需要坐下的位置
	在安静的活动中有困难	过度跑步或攀登
	总是"在活动""像被马达驱动"	不能安静地玩耍或从事休闲活动
	经常喋喋不休地讲话	"在活动"或表现得"像被马达驱动"
	答案脱口而出	喋喋不休地讲话
	轮到他们时无法等待	答案脱口而出
	打断或侵扰他人	轮到他们时无法等待
		打断或侵扰他人

暂（而不是改变活动的模式），缺乏持续和有目的的行为，但它不能归咎于 ID水平。

（5）当患者坐位时，通常无法保持静止。

（6）这种疾病在不同的情况下都会出现，且随着时间的推移持续存在。

三、ADHD 的临床表现

虽然多动症、冲动和注意力不集中这些核心特征会导致某些危害，但往往是其他相关的问题和特征使人们向心理健康服务寻求帮助。情绪不稳定、易怒和难以相处的特征可能会影响人际关系，导致学业成绩不佳，难以维持教育或就业机会，还可能导致社区出现问题，并卷入案件和刑事司法系统。焦虑和睡眠问题经常与 ADHD 并存。众所周知，ADHD 患者也有抽搐、协调问题和药物滥用的高风险（图 11-1）。

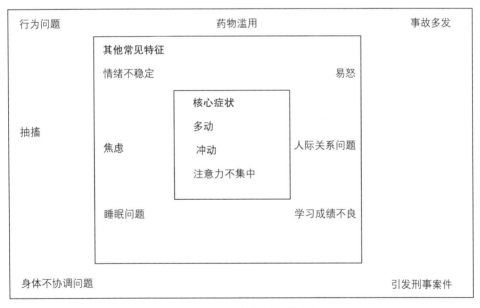

图 11-1 ADHD 的相关症状和问题

四、诊断

ID 患者的临床医师应该考虑对那些出现注意力不集中、冲动和无序行为、难以维持有目的活动、多动或不安的患者进行 ADHD 诊断。以前缺乏成人患者的诊断，但临床医师不应忽视 ADHD 的可能性，因为在青少年心理健康服务机构（Child and Adolescent Mental Health Service，CAMHS），对 ID 儿童的评估和治疗的理解仍然落后于 ADHD 的诊断。

ADHD 的诊断需要详细的发育和精神评估及身体检查，以排除其他精神或身体健康障碍。有必要排除精神病和情绪障碍、焦虑症、药物滥用、人格障碍和睡眠问题。

来自家庭成员或照顾者的详细信息将对明确诊断问题至关重要，特别是提供 ADHD 的症状的发病年龄。当有超过临界或轻度的 ID 时，儿童和成人的 ADHD 量表都很难解释，并且不推荐基于任何 ADHD 分级标准的诊断。

ADHD 的诊断确实需要详细了解患者的能力水平，以便对症状是否与能力水平脱节做出判断。可以通过诸如文兰适应性行为量表或 ABAS 这样的工具来辅助。

诊断还需要考虑此人的环境和护理是否适合其需要，以及是否需要对其行为功能进行评估。

五、双重诊断

虽然 ICD-10 诊断标准规定，如果存在广泛性发育障碍，就不能诊断为 ADHD，但这一异常在最近的 NICE 指南中已经得到了澄清，而且越来越多的孤独症谱系障碍患者被诊断为 ADHD。在进行 ADHD 诊断时，DSM-5 和 DC-LD 没有将广泛性发育障碍作为排除标准。

六、患病率

（1）ADHD 在儿童中的患病率是 5.3%，在未患 ID 的成年人中是 2.5%。

（2）关于 ID 患者 ADHD 患病率的文献和研究还不太清楚；然而，最近的一项综述表明，ID 儿童和成人的 ADHD 患病率增加。也有研究表明，ADHD 的患病率随着 ID 的严重程度而增加。

（3）ADHD 在普通成年人中的患病率随着年龄的增长而下降。最近的研究表明，在患有临界或轻度 ID 的成年人中，这种疾病的病程可能会更长、更持久，因为在这些人的一生中，出现了更严重的表现，以及不均衡和不太有利的改善模式。对于那些有更严重的 ID 水平的人来说，其进程不清楚。

七、治疗

儿童 ADHD 患者和成人 ID 患者需要一个全面的治疗计划，包括心理教育，对他们的环境、活动、教育或就业的审查，对他们的行为问题和并发症的评估和治疗，以及将他们及其家人或照顾者的支持需求纳入考虑范围（流程 11-1）。

NICE 儿童指南建议 6 岁以下儿童采取基于行为且父母参与的治疗策略。应该为那些有轻度或中度 ADHD 症状的学龄儿童提供一套全面的治疗方案，包括环境、行为、教育、家庭和心理干预。如果有严重的 ADHD 症状，或者综合

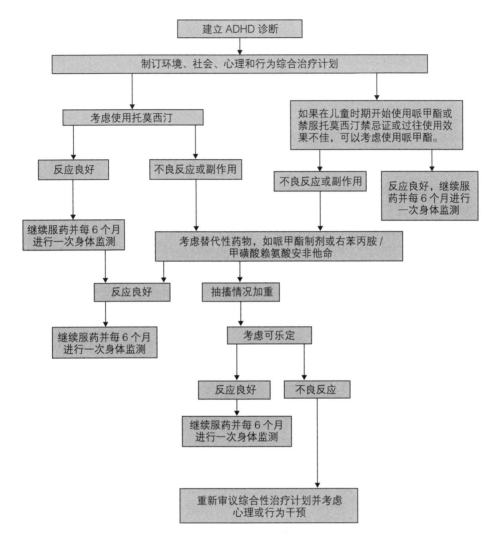

流程 11-1 成人 ID 患者的 ADHD 治疗

护理方案效果有限，就应该提供药物治疗。

　　NICE 指南建议，除非患者更喜欢心理治疗，成人 ADHD 患者应该将药物治疗作为一线治疗。心理治疗包括根据个人能力水平量身定做的改良 CBT。指南还建议，药物治疗只能由受过 ADHD 诊断和治疗相关培训的精神病医师或非医疗处方医师开具处方。如果癫痫发作活动稳定，可以给癫痫患者服用治疗 ADHD 的药物，如果与神经科服务机构联系是很好的做法。

在开始服药之前，要进行全面的精神健康和社会评估，并进行全面的病史收集和检查。其中必须包括对运动性晕厥、过度呼吸困难和其他心血管症状的评估，并记录所有心脏病家族史。还应检查患者的心血管系统，并记录他们的血压和心率。如果患者曾有严重心脏病、心律失常或检查异常的病史或家族史，应要求患者做 ECG 检查。身高和体重应作为基线。还应该对物质滥用或药物转移进行风险评估。

八、药物的作用

NICE 指南建议的药物包括中枢神经系统兴奋剂哌甲酯和地塞米松，以及选择性去甲肾上腺素再摄取抑制剂托莫西汀。这 3 种药物的作用都是通过增加突触内皮层中多巴胺和去甲肾上腺素的浓度来实现的。托莫西汀与兴奋剂的不同之处在于，它对与动机和奖励相关的皮质下大脑区域的影响较小。

这些药物通过减少 ADHD 的核心特征，从而减少儿童、青少年和成年人的多动、冲动和注意力不集中等症状。

NICE 指南将哌甲酯作为一线药物，其次是托莫西汀或地塞米松。

指南中指出，如果使用哌甲酯、右苯丙胺和托莫西汀治疗无效，三级服务机构可以考虑额外的药物，如安非他酮、可乐定、莫达非尼和丙米嗪。不推荐使用多巴胺拮抗药和镇静药治疗 ADHD。

最初的 NICE 指南中没有包括赖氨酸安非他命，但 2013 年更新的 NICE 指南中提供了证据。这是一种右苯丙胺的前体药物，并许可用于对哌甲酯临床反应不充分的儿童和患有 ADHD 的年轻人（6 岁及以上）。与其他治疗 ADHD 的药物不同，它很容易溶解，因此有一种液体配方可供选择，对无法吞咽片剂或颗粒剂的儿童和年轻人来说这一点很实用。

英国最近批准了托莫西汀用于成人患者。因此，作为唯一获得许可的新诊断成人制剂，它将是首选药物，除非有禁忌证或尝试过而效果不明显。

对于儿童和青少年，建议对计划内和计划外剂量减少的效果进行评估，以确保核心症状仍然存在。使用兴奋剂效果更明显，因为与托莫西汀相比，这种药物有立竿见影的效果。托莫西汀的治疗效果更长，剂量变化需要长达 6 周的时间才能达到最大效果。建议应该尝试每年减少年轻人的剂量，但时间安排确实需要仔细计划，以避免发生重大事件或造成个人生活的变化。对于成人，建议治疗反应良好的患者继续服用 ADHD 药物（表 11-2）。

表 11-2　成人用药的选择

药物治疗	用于 ADHD 治疗的证据综述
哌甲酯	
通常以 5 mg 的低剂量开始，每日 3 次 该剂量根据症状和不良反应进行逐渐加量，总剂量最高每日 100 mg。如果使用速释制剂，可以分次给药，最多每日 4 次。如果使用持续释放制剂，可分为 2 种剂量	NICE 的指南是基于在未患 ID 的成人人群中进行的 3 个无效对照剂试验 目前还没有针对患者 ID 和 ADHD 成年人的随机无效对照剂试验
应立即看到症状的改善	对成年 ID 患者的临床证据已经通过回顾性的图表综述和评级量表体现，表明精神兴奋剂对一些患者是有效的，而且耐受性良好，常见的不良反应包括食欲下降、睡眠障碍、头痛、胃痛、嗜睡、易怒、流泪、抽搐加剧、血压和脉搏升高，精神病症状和敏感反应
右苯丙胺	
通常起效剂量为 5 mg，每日 2 次。该剂量可按症状和不良反应进行逐渐加量，每日总剂量最多为 60 mg，分次服用（通常每日 2 ~ 4 次）	NICE 指南中基于一项对未患 ID 的成年人的无效对照剂研究
应立即看到症状的改善	对成年 ID 患者的临床证据已经通过回顾性的图表综述和评分量表体现，表明精神兴奋剂对一些患者有效且耐受性良好，不良反应与哌甲酯相似
甲磺酸利地美	
这是 1 种 30 mg、50 mg 或 70 mg 的胶囊，药物以 30 mg 为起始剂量	NICE 指南更新了使用随机无效对照剂试验的证据，对儿童和青少年使用甲磺酸利地美。值得注意的是，它是唯一的 1 种含有液体配方的 ADHD 药物，在原来的 NICE 指南中没有相关介绍
这种药物是地塞米松的前药，可持续 12 小时	不良反应与哌甲酯相似
托莫西汀	
对于体重不到 70 kg 的人，开始剂量应为 0.5 mg/kg，1 周后增加到 1.2 mg/kg	NICE 的指南中基于对未成年 ID 患者进行的 3 个无效对照剂试验
对于体重超过 70 kg 的人，最初的剂量应在 7 日后增加到 100 mg，通常分次服用	没有公开的证据表明托莫西汀可用来治疗成人 ID 患者

（续表）

药物治疗	用于 ADHD 治疗的证据综述
需要 6 周的试验来确定临床疗效	托莫西汀现在被批准用于成人 ADHD 的治疗
	常见的不良反应包括腹痛、恶心、呕吐、食欲下降、体重减轻、头晕、血压和脉搏升高、肝毒性、癫痫、情绪低落和自杀行为
可乐定	
常用起始剂量为 25 μg，每日 2 次，1 ~ 2 周后增加到 50 μg，每日 2 次 如果可以接受，最大剂量为 200 μg，每日 2 次	NICE 的指南中基于一项对患有抽动障碍但未患 ID 的成年人的试验
	几个开放标签试验表明，可乐定对儿童 ADHD 和儿童孤独症 + / − ID 患者的治疗具有有效性 可乐定未被批准用于治疗儿童或成人 ADHD 不良反应包括高血压危象，如果突然停药，可出现体位性低血压、嗜睡、口干、恶心、呕吐、便秘、头痛、抑郁

九、对药物的监测

NICE 指南建议如下：

（1）治疗过程中使用标准的症状和不良反应评分量表，并辅以临床复查。

（2）接受哌甲酯、托莫西汀或右苯丙胺治疗的患者，应在治疗前、药物治疗开始后 3 个月和 6 个月测量身高和体重，6 个月后再次测量。将这些测量值绘制成 18 岁以下的身高体重图表。成年人在治疗前、3 个月和 6 个月时检查体重和 BMI，以检查体重减轻情况。

（3）所有用于治疗 ADHD 的药物，在每次改变剂量前后应监测心率和血压，并记录在百分位数图上，每 3 个月例行 1 次。对于 2 次测量中出现持续静息性心动过速、心律失常或收缩压大于 95 百分位（或临床显著升高）的患者，应减少剂量，并转至儿科医师或内科医师。

（4）在监测期间，需要询问食欲减退、睡眠障碍、情绪低落、焦虑、抽搐和精神病及癫痫发作频率的变化。因为这些症状可在药物开始使用和长期使用时出现，并需要减少剂量或停药。

（5）除非有临床需要，一般不建议进行常规血检和 ECG 检查。

说明性案例研究 11-1

大卫（David）20 岁，正在上大学。他有轻微的 ID，在小学时被诊断出患有 ADHD。大卫已经通过服用哌甲酯成功治疗好几年了，每日 3 次服用 20 mg 的速释制剂。他的母亲很担心，因为大卫现在拒绝服用哌甲酯，表现出高度冲动和攻击性行为。他的大学导师告诉大卫和他的母亲，由于大卫的行为对课堂造成的破坏越来越大，他的大学生活快要无法继续下去。

大卫接受了精神科医师的治疗，并记录了完整的病史和精神状态。大卫否认饮酒或服用任何非法药物。病情恶化的同时，大卫减少并停止服用哌甲酯，而且没有证据表明有任何其他的精神健康问题。大卫谈到了他在大学里因为午餐时间吃药而被戏弄的经历，而且为此而苦恼。他还说，他在足球俱乐部的活动受到了影响，因为他必须在特定的时间向办公室报告。这位精神病学家认为哌甲酯、赖右苯丙胺或托莫西汀的替代缓释制剂可以一日内继续提供足够的治疗水平。大卫选择重新开始服用缓释哌甲酯，其不良反应是他午餐时食欲可能会降低。我们讨论了不良反应并提供了一张信息表，以便可以监测出现的任何不良反应。预约时给他称了体重，还检查了他的血压和脉搏。双方同意在每次预约时详细讨论不良反应。

说明性案例研究 11-2

克莱尔（Clare），19 岁，患有中度 ID 和 ADHD。她在 11 岁时被诊断出患有 ADHD，几年来一直在服用哌甲酯的缓释制剂。早在 6 个月前，她从家里搬到支持性居住地，之后出现行为恶化，增加了剂量。

克莱尔的护理人员要求及提早复查，因为克莱尔的情绪似乎相当低落，体重在减轻，睡眠也在恶化。

问题：

（1）预约期间你需要考虑什么？

（2）这种恶化是否继发于她的哌甲酯治疗？

（3）目前有哪些治疗选择？

指南与临床参考

1. National Institute for Health and Care Excellence (NICE). (2009) Attention deficit hyperactivity disorder: diagnosis and management of ADHD in children, young people and adults. NICE clinical guideline 72. London: NICE.

2. National Institute for Health and Care Excellence (NICE). (2013, July) Attention deficit hyperactivity disorder. Evidence update 45. Manchester: NICE.

3. Pliszka S; AACAP Work Group on Quality Issues. (2007) Practice parameter for the assessment and treatment of children and adolescents with attention-deficit/hyperactivity disorder. Journal of the American Academy of Child and Adolescent Psychiatry. 46(7), 894–921.

延伸阅读

1. Coghill D, Banaschewski T, Lecendreux M, et al. (2013) European, randomised, phase 3 study of lisdexamfetamine dimesylate in children and adolescents with attention-deficit/hyperactivity disorder. European Neuropsychopharmacology. 23(10), 1208–1218.

2. Deb S, Dhaliwal A-J, Roy M. (2008) The usefulness of Conners Rating Scales-Revised in screening for attention deficit hyperactivity disorder in children with intellectual disabilities and borderline intelligence. Journal of Intellectual Disability Research. 52(part 11), 950–996.

3. Harfterkamp M, van de Loo-Neus G, Minderaa RB, et al. (2012) A randomized double-blind study of atomoxetine versus placebo for attention-deficit/hyperactivity disorder symptoms in children with autism spectrum disorder. Journal of the American Academy of Child and Adolescent Psychiatry. 51(7), 733–741.

4. McCarthy S, Asherson P, Coghill D, et al. (2009) Attention-deficit hyperactivity disorder: treatment discontinuation in adolescents and young adults. British Journal of Psychiatry. 194, 273–277.

5. Reilly C, Holland N. (2001) Symptoms of attention deficit hyperactivity disorder in children and adults with intellectual disability: a review. Journal of Applied Research in Intellectual Disabilities. 24, 291–309.

6. Seager MC, O'Brien G. (2003) ADHD and learning disability. Journal of Intellectual Disability Research. 47(suppl. 1), 26–31.

7. Simonoff E, Taylor E, Baird G, et al. (2013) Randomized controlled double-blind trial of optimal dose methylphenidate in children and adolescents with severe attention deficit hyperactivity disorder and intellectual disability. Journal of Child Psychology and Psychiatry. 54(5), 527–535.

8. Stores G. (2007) Clinical diagnosis and misdiagnosis of sleep disorders. Journal of Neurology, Neurosurgery, and Psychiatry. 78, 1293–1297.

9. Tan M, Appleton R. (2005) Attention deficit and hyperactivity disorder, methylphenidate, and epilepsy. Archives of Disease in Childhood. 90, 57–59.

10. Xenitidis K, Paliokosta E, Rose E, Maltezos S, Bramham J. (2010) ADHD symptom presentation and trajectory in adults with borderline and mild intellectual disability. Journal of Intellectual Disability Research. 54(part 7), 668–677.

第十二章 攻击行为

David Branford[1] & Sabyasachi Bhaumik[2, 3]

[1]*English Pharmacy Board, Royal Pharmaceutical Society, London, UK*
[2]*Leicestershire Partnership NHS Trust, Leicester, UK*
[3]*Department of Health Sciences, University of Leicester, Leicester, UK*

> 攻击倾向是人与生俱来的一种独立而本能的倾向，是文化的强大障碍。
>
> 西格蒙德·弗洛伊德（Sigmund Freud）

一、定义

攻击是一种严重的行为方式，包括对财产的损害和 / 或对他人的口头和 / 或身体攻击。行为研究学家、心理学家、精神病医师等人对攻击行为进行了广泛的研究。一些理论认为攻击是天生的，而另一些理论认为攻击是在社会学习过程中习得的。在智力障碍（ID）人群中，频繁或慢性攻击行为是一种需要评估和治疗的适应不良性行为模式。长期持续的攻击行为使护理人员和专业人员在为 ID 患者服务时面临着重大挑战。

二、发生率

ID 患者比一般人更容易有攻击行为。根据攻击的定义、样本人口和数据收集方法的可靠性，该行为发生率在 11% ~ 60%。虽然据报道，身体和语言攻击通常是最常见的，但许多 ID 患者也会有其他形式的挑战行为。

攻击的发生率和类型存在明显的性别差异。尽管有些研究发现发生率没有性别差异，但大多数研究发现，男性比女性有更多的攻击行为，特别是身体攻击、破坏财产、发脾气和辱骂。

攻击可以由各种各样的因素引起，如沟通困难，任何引起疼痛或不适的身体健康问题，以及男性健康问题。对某些人来说，攻击可能是一种从童年开始就习得的行为，最初可能起到某些作用，但多年后会成为一种反应模式。某些情况下，某些因素可能会影响临床表现，因此有必要在干预开始之前进行彻底的评估。流程 12-1 概述了评估过程。

与轻度 ID 个体相比，中度 ID、重度 ID 和极重度 ID 的个体有攻击行为的

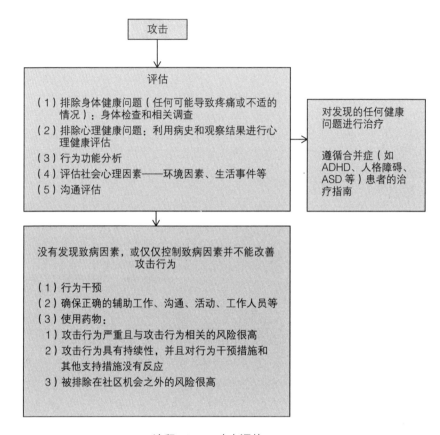

流程 12-1　攻击评估

比例更高。虽然一些研究表明，较年轻的群体中攻击行为的发生率较高，但也有一些研究发现，发生率与年龄无关。长期生活在医疗机构中的人（35%～38%）的攻击行为的发生率高于居住在家庭（27%）或社区环境中的人（9.7%）。

攻击行为评估的强度和频率，以及相关风险对于决定干预措施的性质很重要。具有高风险行为的个人或具有导致身体伤害的行为或者倾向的个人需要更积极的方法，包括使用药物，以将风险降至最低。

三、药物作用

仅对攻击行为进行药物治疗的证据基础仍然缺乏，因为许多试验涉及问题行为或挑战性行为的药物治疗研究，攻击性行为可能是其中一个组成部分。此外，许多药物试验使用异常行为检查表（Aberrant Behavior Checklist，ABC）的易激惹分量表作为攻击性行为的替代检查表。最近的数据主要源自针对儿童

说明性案例研究 12-1

　　24 岁的迈克尔（Michael）患有严重 ID，最近有攻击性行为增加的病史，被转介到一位在当地智力障碍服务中心工作的精神病医师。迈克尔一直在挠别人，打别人。当他晚上从日间照管中心回到他所居住的住宅时，这种攻击性最强烈。过去，他从日间照管中心回来后，会喝上一杯酒安静下来，而现在，他会从后门冲进来又冲出去，撞路上的行人，打翻家具。他殴打一些工作人员和其他居民，或将他们抓伤。

　　迈克尔接受了这位精神病医师的诊断。详细的历史记录显示，最近在日间照管中心的生活发生变化后，他的攻击行为有所增加。迈克尔曾经定期去过一家传统的日间照管中心，在那里他可以选择不参加任何活动。在这种情况下，他会在安静的房间或花园中独自消磨时间。现在社区提供的日间照管中心提供了多种社区活动。过去他回家的时间比其他同住人晚很多，而现在他和其他人到家的时间相近，生活因此变得忙碌而嘈杂。

　　这位精神病学家还发现，迈克尔的父亲已经住院一段时间了，也不再来看他了。他有时会流泪，吃得不像以前那么好，睡得也不好。经过行为评估培训的护士观察发现，他对活动不太感兴趣，所以工作人员经常很早就让他回来。

　　这位精神病医师开始使用一种能改善迈克尔情绪的抗抑郁药，他对外出变得更感兴趣了。然而，他在居住区中的攻击行为仍在继续。通过行为评估诊断，攻击行为的功能是双重的。首先，在受到过度刺激时，攻击行为起逃避的作用。其次，攻击行为能引起那些照顾其他人的员工的注意。家里设置了一个"安静区域"后，迈克尔从日间照管中心回来可以进入到这个安静的空间，他的行为得到明显改善，此外，还分配其他工作人员晚上单独陪他，并陪他去医院看望他父亲。

的试验。对成人来说，神经抑制剂对智力障碍患者攻击性挑战行为的治疗试验（neuroleptics in the treatment of aggressive challenging behavior for perple with intellectual disabilities，NACHBID）健康技术评估试验是引用最多的试验。

　　蒂勒（Tyrer）和他的同事（2008）在 NACHBID 研究中进行了一项三组平行随机试验，比较了氟哌啶醇、利培酮和对照剂对表现出破坏性行为的 ID 患者的影响。尽管主要的方法学存在问题，为患者招募不足，以及所研究的三组患者在干预后的几日内都实现了攻击行为严重程度的平行下降。他们得出的结论是，对表现出攻击行为的 ID 患者来说，抗精神病药不应再被认为是一种可接受的常规治疗。这一结论与许多其他文献背道而驰。然而，由于对成人来说，这是唯一一项符合 NICE 标准的试验，所以这一建议被广泛应用到指南中。但是迫切需要进一步的试验来确定这一结论是否有效。

　　表 12-1 总结了涉及对照试验的现有数据。

表 12-1　药物治疗 ID 患者攻击性行为的证据基础

药物	特定药物试验对攻击行为有益的证据概述
第一部分: 儿童试验	
抗精神病药	
利培酮 试验中常用的剂量， 每日 1 ~ 2 mg	2002—2013 年间的 5 项无效对照剂研究，参与者的平均年龄为 7 ~ 9 岁 易怒、多动和社交退缩的 ABC 分量表提供的数据证明该药对攻击行为有疗效。但是，这里必须考虑到不利影响，最明显的因素是体重增加 试验中止率高
阿立哌唑 试验中常用的剂量， 5 ~ 10 mg	2009 年的两项无效对照剂试验，平均年龄 9 ~ 10 岁 使用 ABC 易激惹分量表，主要诊断孤独症 一些对 ABC 易激惹分量表有益的证据。然而，这必须考虑到不利影响，最显著的体重增加。但这似乎并没有导致试验中止
第二部分 a: 成人试验	
利培酮	自 1998 年以来共进行过 3 次无效对照剂试验，只有蒂勒等人（2008）专门针对攻击行为进行试验，并没有证明利培酮比对照剂有任何优势。麦克杜格尔（McDougle）（1998）虽然证明它的最大效用，但样本主要是孤独症
氟哌啶醇 常用剂量，每日 1 ~ 2 mg	该药已获得精神运动性激越、兴奋，以及暴力和危险冲动行为的短期辅助治疗的许可 已发现氟哌啶醇可有效减少多动、攻击性、刻板、情感不稳定和发脾气等行为症状 氟哌啶醇与迟发性和戒断性运动障碍的高发生率相关，由于这些不良反应，临床使用显著受限
利培酮和氟哌啶醇联合使用	在改善生活质量或降低不良事件发生率方面，组间无显著差异
喹硫平	一些小型公开试验表明，使用低剂量喹硫平对攻击等症状的短期效果有限
奥氮平	证据基础非常有限，小型试验已经证明其在减轻一些与孤独症相关的行为症状（易怒、多动 / 不听话和嗜睡 / 戒断）方面有效果。有体重增加和代谢不良反应的风险
奥氮平和利培酮联合使用	阿莫尔（Amore）（2011），目标行为主要是攻击行为。虽然有证据表明利培酮的优越性，但并没有达到明显的效果
第二部分 b: 成人试验	
珠氯噻醇	3 项戒断研究（1988、1992 和 2007），停用珠氯噻醇会显著增加攻击行为和行为障碍，降低适应性社会功能
一般情况	1 项关于药物停用与继续的研究表明［阿赫麦德（Ahmed），2000］停药组 48% 的患者恢复用药

（续表）

药物	特定药物试验对攻击行为有益的证据概述
第三部分：其他药物	
锂药	一项过去的研究［克拉夫特（Craft），1987］表明攻击性行为显著减少
SSRI	4 项使用氟西汀、帕罗西汀或氟伏沙明的开放标签前瞻性研究，为期 8 ~ 16 周。大多数人的攻击性行为持续减少
丙戊酸钠	一项开放标签研究和两项儿童研究，结果不确定

选择药物时，明确要针对哪些症状至关重要。如果患者有能力获取知情同意的话，那么 ID 患者和其护理人员应该参与决策过程。对于缺乏决定能力的患者，应遵循最佳利益原则。在任何情况下，处方医师都应该有一个明确的计划来审查治疗的进展，并在治疗无效或不再需要治疗时终止治疗。

说明性案例研究 12-2

艾米（Amy），48 岁，是一名中度 ID 女性患者，她多次对工作人员和其他 ID 患者进行了袭击，之后她被送入当地住院病房。她与年迈的母亲一起住在日间托管中心。日间托管中心首先报告了这一行为。然而，在进一步调查后，她的母亲透露，自从艾米的父亲 18 个月前去世以来，这种行为一直在持续，艾米母亲手臂上有许多瘀伤。然而，她表示，她的女儿从未想过要伤害她。艾米在个人护理方面一直"非常困难"。

入院时，医护人员发现艾米不爱干净。她拒绝同随身携带的一袋撕破的文件分开，花费数小时重新整理文件。她的交流主要由重复的短语组成。艾米喜欢独自坐着，很显然，她讨厌身体接触和大声喧哗。

问题：

（1）她需要什么评估？

（2）有哪些诊断可能性？

（3）你会考虑哪些治疗方案？

（4）药物对此有作用吗？

指南

1. Deb S, Clarke D, Unwin G. (2006, September) Using medications to manage behavioural problems among adults with a learning disability. DATABID. www.LD-Medication.bham.ac.uk (accessed 8 January 2015).

2. National Institute for Health and Care Excellence. (2005) Violence: the short-term management of disturbed/violent behaviour in in-patient psychiatric settings and emergency departments. http://www. nice.org.uk/nicemedia/pdf/cg025fullguideline.pdf (accessed 8 January 2015).

参考文献

1. Amore M, Bertelli M, Villani D, Tamborini S, Rossi M. (2011) Olanzapine vs. risperidone in treating aggressive behaviours in adults with intellectual disability: a single blind study. J Intellect Disabil Res 55(2): 210–218.

2. Ahmed Z, Fraser W, Kerr MP, et al. (2000) Reducing antipsychotic medication in people with a learning disability. Br J Psych 176:42–46.

3. Craft M, Ismail IA, Krishnamurti D, et al. (1987) Lithium in the treatment of aggression in mentally handicapped patients: a double-blind trial. Br J Psych 150:685–689.

4. McDougle CJ, Holmes JP, Carlson DC, Pelton GH, Cohen DJ, Price LH. (1998) A double-blind, placebo-controlled study of risperidone in adults with autistic disorder and other pervasive developmental disorders. Arch Gen Psych 55:633–641.

5. Tyrer P, Oliver-Africano PC, Ahmed Z, et al. (2008) Risperidone, haloperidol, and placebo in the treatment of aggressive challenging behaviour in patients with intellectual disability: a randomised controlled trial. Lancet 371:57–63.

延伸阅读

1. Benson BA, Brooks WT. (2008) Aggressive challenging behaviour and intellectual disability. Current Opinion in Psychiatry 21(5):454–458.

2. Brylewski J, Duggan L. (2007) Antipsychotic medication for challenging behavior in people with intellectual disability: a systematic review of randomized controlled trials. Cochrane Database of Systematic Reviews (3):CD000377.

3. Davies L, Oliver C. (2013) Age related prevalence of aggression and self-injury in persons with an intellectual disability. Research in Developmental Disabilities 34:764–775.

4. Deb S, Sohanpal SK, Soni R, Unwin G, Lenôtre L. (2007) The effectiveness of antipsychotic medication in the management of behaviour problems in adults with intellectual disabilities. Journal of Intellectual Disability Research 51(10):766–777.

5. Deb S, Unwin G, Deb T. (2014) Characteristics and the trajectory of psychotropic medication use in general and antipsychotics in particular among adults with an intellectual disability who exhibit aggressive behaviour. Journal of Intellectual Disability Research 59:11–25. doi: 10.1111/jir.12119.

6. Matson JL, Wilkins J. (2008) Antipsychotic medications for aggression in intellectual disability. Lancet 371:9–10.

7. Roy D, Hoffman P, Dudas M, Mendelowitz A. (2013) Pharmacologic management of aggression in adults with intellectual disability. Journal of Intellectual Disability – Diagnosis and Treatment 1:28–43.

8. Tsiouris JA. (2010) Pharmacotherapy for aggressive behaviours in persons with intellectual disabilities: treatment or mistreatment? Journal of Intellectual Disability Research 54(1):1–16.

第十三章 自伤行为

Asit Biswas[1] & Sabyasachi Bhaumikk[1, 2]
[1]*Leicestershire Partnership NHS Trust，Leicester，UK*
[2]*Department of Health Sciences，University of Leicester，Leicester，UK*

自我伤害可能是父母、看护者、家属和个人面临的最令人痛苦和难以处理的行为之一。

英国国家孤独症协会

一、定义

自伤行为（self-injurious behavior，SIB）可以定义为，个体在没有自杀意念和意图的情况下，造成自我身体组织损伤或破坏的非意外的行为。

二、临床表现

SIB 可被视为一种精神疾病的症状，或是由学习适应不良引起的行为，也可能与行为表型有关。SIB 可能表现为撞击、拍打头部，或拍脸，咬手或身体其他部位，揭伤口结痂，掐或抓挠自身，拽头发和戳眼睛。它经常以多种形式出现在同一个人身上。

SIB 可能是许多潜在病因的症状，病因包括沟通困难、身体健康问题和疼痛。具有临床意义的 SIB 对专业人员是严峻的挑战，也可能给看护者带来很大的困难。SIB 也可能降低个人的生活质量，例如，患者会被社区基础教育设施开除或被日间照顾服务排斥。

采用生物医学模型，可通过特定的临床特征表现来确定临床亚型［表13-1，改编自梅斯（Mace）和莫克（Mauck）的模型］。

表 13-1 SIB 的临床亚型

亚型	主要特征	神经递质系统
极端自伤行为致组织损伤	对疼痛不敏感	阿片类
重复刻板行为	孤独症特征	多巴胺
SIB 中断时的激越	强迫症的强迫行为	5 - 羟色胺
高度焦虑	高度觉醒（激动和 SIB 同时出现）	去甲肾上腺素
混合型	两种或两种以上的上述亚型	多种类型

来源：来自梅斯和莫克（1995）.©Wiley. 有改动。

三、患病率

SIB 的时点患病率因研究而异，取决于 SIB 的定义、使用方法和研究人群。据报道，成年 ID 患者 SIB 的患病率为 1.7% ~ 41.0%，而社区研究中的患病率为 4.2% ~ 16.0%。一项大规模人群社区调查指出 5% 的成年人的 SIB 严重到足以造成组织损伤。

SIB 的患病率与年龄呈曲线关系，在青少年和青年人中比在儿童或老年人中更常见。SIB 的总体患病率没有显著的性别差异。SIB 的患病率随着 ID 的严重程度增加而提高。据报道，SIB 在盲人、有言语问题的人或孤独症患者中也更常见。SIB 与莱施 - 奈恩综合征、脆性 X 染色体综合征、阿姆斯特丹型侏儒征、普拉德 - 威利综合征、雷特综合征和史密斯 - 马盖尼斯综合征有关。

四、评估与治疗

评估时应该将前面概述的所有病因学特征考虑在内，除非有合理的动机能够解释该行为。评估应该是多学科的，因为综合方法比单一方法更有可能成功（流程 13-1）。

五、行为方案

鉴于药物可能产生严重的不良反应，首先尝试行为方案。在使用精神药物治疗期间，应继续保持行为监测方案的执行。其中应该包括系统的直接观察，并且在特殊情况下使用评定量表，如异常行为检查表或自伤创伤量表。

只有在尝试了行为方法和其他方法之后才能使用药物。治疗方法的选择取决于 SIB 的亚型（见表 13-2）。一些主要表现出对疼痛不敏感的人服用阿片类拮抗剂有效果。低剂量的抗精神病药可能对表现出刻板印象和挑战性 SIB 的孤独症个体有用。在怀疑有强迫因素的情况下，5 - 羟色胺选择性重摄取抑制剂（SSRI）或三环类抗抑郁药（如氯米帕明）可能有效果。高度焦虑或觉醒的个体通常对情绪稳定性药物或普萘洛尔有反应。某些混合型症状的 SIB 可能需要不同的方法来应对。

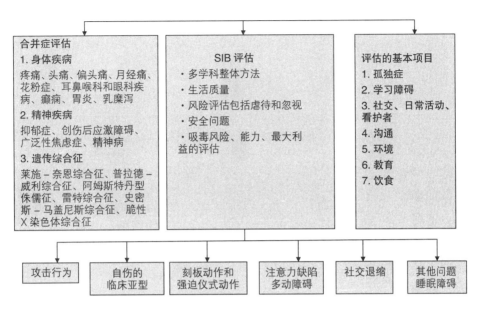

流程 13-1　SIB 的评估

说明性案例研究 13-1

　　山姆（Sam），男，29 岁，患有严重的 ID、癫痫和孤独症。他有长期的 SIB，表现为撞头、咬和抓挠自己。山姆因"情绪波动"和不断升级的自咬行为被紧急转诊到 ID 精神病医师。病史记录显示出一种交替的模式，即 3 日的清醒 / 失眠 / SIB 增加，然后是一周的安静 / 社交退缩 / 食欲变化。并无任何物理或环境刺激原因。

　　精神科医师怀疑他患有一种快速循环的情绪障碍，并开出了一种有利于改善他情绪波动的心境稳定剂。几个月后复查发现自咬情况有所改善，然而，撞头行为并未改善。ID 护理团队的一名成员在日间看护服务中心进行的观察表明，山姆的撞头行为和身体的高焦虑水平有关。尝试了减轻焦虑行为的策略，包括放松和蹦床，但收效甚微。之后对山姆进行了普萘洛尔的临床试验，取得了显著改善的效果，使山姆能够成功地参与到行为策略中来，进一步降低了他的觉醒水平。

六、药物的作用

　　对人类和动物研究的证据表明，生物系统失调在 SIB 中起作用，在某些情况下相应药物干预有一定的疗效。

七、生物模型

SIB 的生物学模型基于 3 种类型的神经递质：多巴胺、阿片类和 5- 羟色胺。

（一）多巴胺

对多巴胺激动剂（如匹莫林）的反应和莱施 – 奈恩综合征的研究结果支持多巴胺受体过度敏感理论。D_1 受体是主要的多巴胺受体，这一概念具有治疗意义，因为许多传统的抗精神病药在这些位点几乎没有效果。奥氮平和氯氮平等抗精神病药对这些受体的活性更高，并在治疗 SIB 方面取得了成功。

（二）阿片类

研究发现，SIB 患者血浆中 β – 内啡肽水平升高，或服用阿片类阻滞药后 SIB 减少。这一发现支持内源性阿片类在治疗 SIB 的作用。然而，尚不清楚 SIB 是内源性阿片类物质升高的原因还是结果。

（三）5_ 羟色胺

在阿姆斯特丹型侏儒征和 SIB 患者中发现了低水平的 5- 羟色胺。病例报告表明 SSRI（如氟西汀）和三环类抗抑郁药（如氯米帕明）有治疗效果。

八、选择药物

SIB 药物治疗的证据基础仍然有限。现有可用数据已被汇总在表 13-2 中。

科克兰综述（2013）中的一项纳入试验中发现，有微弱证据表明，对于表现 SIB 的 ID 患者，任何活性药物都比对照剂更有效。由于数据稀少、缺乏功效

说明性案例研究 13-2

丽莎（Lisa）是一名 21 岁女性，患有轻度 ID。4 年前，由于她的父母难以控制她的行为，她搬进了寄宿家庭。由于具有挑战性行为，她目前无法参加家庭以外的日常活动。她的问题行为是攻击性行为（咬人、殴打他人、尖叫、喊叫）和自伤行为（SIB）（拍打脸、敲头、咬手腕）。

工作人员报告说丽莎现在出现明显的情绪波动和睡眠模式紊乱。他们还注意到丽莎的 SIB 在家人探访后和经前增加。丽莎现在处于危险之中。

问题：

（1）有哪些诊断可能性？

（2）可以尝试哪些治疗策略？

（3）你的首选药物是什么？为什么？

表 13-2 智力障碍人群自伤行为药物治疗的证据基础

药物	对减少自伤行为有作用的具体药物实验证据的综述
抗精神病药	
利培酮 常用剂量，每日 1 ~ 2 mg	现有证据证明最佳药物是利培酮 在利培酮的双盲交叉试验中［扎克恩（Zarcone）等，2001］描述了使用异常行为检查表作为衡量结果的标准，证明了利培酮具有明显效果。据报道，50% 的样本产生了积极影响，异常行为的检查表上的分数降低了 50% 就证明了这一点。利培酮对攻击性、脾气暴躁和自伤行为（SIB）的短期治疗有效 在一项对 115 名儿童进行的为期 6 周的双盲平行组研究中，使用每日 0.02 ~ 0.06 mg/kg 的剂量与对照剂相比，SIB 没有显著变化
阿立哌唑	没有随机对照试验，两项开放标签研究（数量少）发现有效率在 92% ~ 100%
奥氮平	证据基础有限，霍兰德等人（Hollander，2006）发现与对照剂相比，每日使用 10 mg 的剂量在镇静、体重增加和代谢不良反应等 11 个问题上的全面改善
齐拉西酮	没有随机对照试验，2 项数量较少的开放标签研究，发现有 50% ~ 70% 的有效率
喹硫平	没有随机对照试验，4 项数量较少的开放标签研究，报道的有效率在 22% ~ 60%
抗抑郁药	
SSRI	在一项单一病例研究中，一项使用基线干预单一病例实验设计的舍曲林公开试验表明，当药物与行为干预联合使用时，SIB 减少［梅斯（Mace）等，2001］
氯米帕明	氯米帕明与对照剂的比较发现，对于任何结果指标，包括 SIB 发生率、强度、刻板印象和不良事件，都没有统计学意义上的有效性。然而，在临床上，SIB 和刻板印象的比率和强度均有显著的改善
阿片类拮抗剂	
纳曲酮	一项纳曲酮与对照剂对比的试验报告称，纳曲酮对 4 名参与者中最严重的 3 名 SIB 的每日发生率具有显著的临床效果（≥ 33% 的降低），并且所有参与者的 SIB 均显示出适度至显著降低；然而，这项研究没有报告统计学意义。另一项试验报告称，纳曲酮可减轻所有 4 名参与者的 SIB，25 mg 和 50 mg 剂量的 SIB 显著降低（$P < 0.05$）。另一项试验（8 人）表明，服用纳曲酮与高频自伤日数显著减少和低频自伤日数显著增加有关。自伤的形式和部位不同，纳曲酮有不同的效果。另一项只有 26 名参与者的试验发现，单剂量（100 mg）和长期（50 mg 和 150 mg）纳曲酮治疗对 SIB 没有任何治疗作用

和统计学意义，以及其中 4 项试验的高偏倚风险，他们无法得出纳曲酮或氯米帕明与对照剂相比有相对益处的任何明确结论。

选择药物时，明确针对的目标症状是什么至关重要。表 13-3 总结了需要靶向 SIB 关键亚型最优化治疗。

表 13-3 根据临床亚型进行药物选择的依据

亚型	临床特征	精神药物（如果可能以单一疗法为目标）
极端自伤行为致组织损伤（阿片类）	严重 SIB 病史 骨折、大面积瘢痕、撕裂伤 > 3 cm×3 cm、菜花状耳、自我截肢、意识丧失 自我伤害是几乎没有痛苦迹象——哭泣、尖叫 以头、脸、手、手指为目标	阿片类拮抗剂 纳曲酮
重复刻板行为（多巴胺）	重复和刻板的 SIB 的历史 动作情形是相似的，而不是可变的，如含手行为，反复摩擦 重复动作之间的间隔时间短 （1 ~ 10 秒） 其他非 SIB 刻板行为也存在	抗精神病药（小剂量） 非典型药： 　利培酮 　氨磺必利 　喹硫平 　奥氮平 旧药： 　氟哌啶醇 　左美丙嗪 　氯丙嗪
SIB 中断时的激越（5- 羟色胺）	强迫症行为 SIB 中断时的激越或痛苦，如哭泣、过度换气、侵略性、踱步 SIB 的平均发生率通常 > 100 次 / 时 SIB 在另一活动期间停止，在活动完成后 30 秒内恢复	5- 羟色胺选择性重摄取抑制剂（SSRI） 氟西汀 TCA（三环类） 氯米帕明
高度焦虑（去甲肾上腺素）	高觉醒——心动过速、血压升高、踱步、激动、尖叫 不同时间和场合，SIB 发生率差异很大（> 50%） 动作情形有打自己，撞击头部 睡眠和 / 或食欲障碍 信息加工速度减慢 焦虑情绪 全神贯注的深思	抗焦虑药 普萘洛尔 普瑞巴林 TCA 阿米替林（小剂量） 心境稳定剂 碳酸锂 卡马西平 丙戊酸钠
混合型（多种）	上述 2 种或多种亚型特征的组合 很多共有表现	取决于主要亚型的 1 个或多个药物类别

参考文献

1. Hollander E, Wasserman S, Swanson EN, et al. (2006) A double-blind placebo-controlled pilot study of olanzapine in childhood/adolescent pervasive developmental disorder. Journal of Child and Adolescent Psychopharmacology, 16(5), 541–548.

2. Mace FC, Mauck JE (1995). Biobehavioural diagnosis and treatment of self-injury. Mental Retardation and Developmental Disabilities Research Reviews, 1, 104–110.

3. Mace FC, Blum NJ, Sierp BJ, et al. (2001) Differential response of operant self-injury to pharmacologic versus behavioural treatment. Journal of Developmental and Behavioral Pediatrics, 22, 85–91.

4. Rana F, Gormez A, Varghese S (2013) Drugs as treatment for self-injurious behaviour in adults with intellectual disabilities. www.cochrane.org/CD009084/BEHAV_drugs-as-treatment-forself-injurious-behaviour-in-adults-with-intellectual-disabilities (accessed 3 March 2015).

5. Zarcone JR, Hellings JA, Crandall K, et al. (2001) Effects of Risperidone on aberrant behavior of persons with developmental disabilities: a double-blind crossover. American Journal of Mental Retardation, 106, 525–538.

延伸阅读

1. Aman MG (1993). Efficacy of psychotropic medications for reducing self-injurious behaviour in the developmental disabilities. Annals of Clinical Psychiatry, 5, 177–188.

2. Casner JA, Weinheimer B, Gualtieri CT (1996) Naltrexone and self-injurious behaviour: a retrospective population study. Journal of Clinical Psychopharmacology, 16, 389–394.

3. Cooper SA, Smiley E, Allan LM, et al. (2009) Adults with intellectual disabilities: prevalence, incidence and remission of self-injurious behaviour and related factors. Journal of Intellectual Disability Research, 53, 200–216.

4. Furniss F, Biswas AB (2012) Recent research on aetiology, development and phenomenology of self-injurious behaviour in people with intellectual disabilities: a systematic review and implications for treatment. Journal of Intellectual Disability Research, 56(5), 453–475.

5. Lewis MH, Bodfish JW, Powell SB, Parker DE, Golden RN (1996). Clomipramine treatment for self-injurious behaviour of individuals with mental retardation: a double-blind comparison with placebo. American Journal of Mental Retardation, 100, 654–665.

6. McDonough M, Hillery J, Kennedy N (2000) Olanzapine for chronic, stereotypic self-injurious behaviour: a pilot study in seven adults with intellectual disability. Journal of Intellectual Disability Research, 44, 677–684.

7. Ricketts RW, Goza AB, Ellis CR, Singh YN, Singh NN, Cooke JC 3rd (1993) Fluoxetine treatment of severe self-injury in young adults with mental retardation. Journal of the American Academy of Child & Adolescent Psychiatry, 32, 865–869.

8. Ruedrich S, Swales TP, Fossaceca C, Toliver J, Rutkowski A (1999) Effect of divalproex sodium on aggression and self-injurious behaviour in adults with intellectual disability: a retrospective review. Journal of Intellectual Disability Research, 43, 105–111.

9. Schroeder SR (1996) Dopaminergic mechanisms in self-injury. Psychology in Mental Retardation and Developmental Disabilities, 22, 10–13.

第十四章 焦虑症

Avinash Hiremath[1]，Sabyasachi Bhaumik[1, 2] & Khalid Nawab[3]
[1]*Leicestershire Partnership NHS Trust，Leicester，UK*
[2]*Department of Health Sciences，University of Leicester，Leicester，UK*
[3]*NHS Lanarkshire，Glasgow，UK*

> 即使她没有受到伤害，她的心也可能会在诸多的恐惧中沉沦；今后，她可能会遭受痛苦——无论是清醒时她的神经中，还是在睡眠时她的梦境里。
>
> 布莱姆·斯托克（Bram Stoker）[出自他的小说《德古拉》（*Dracula*）]

一、定义

焦虑是一种普遍的体验。它的特点是有明显的生理和心理症状，当这些症状出现的频率和 / 或严重程度导致主观痛苦时，表现为焦虑症。作为一种精神疾病，它是困扰人群的最常见疾病之一。焦虑症有几种类型，包括：恐惧症（广场恐惧症、社交恐惧症和特定恐惧症）、恐慌症、广泛性焦虑症和强迫症。

二、临床表现

焦虑症的症状，包括特定焦虑症的诊断标准，在所有诊断分类（ICD-10、DSM-5 和 DC-LD）中都有充分的描述。与其他精神障碍一样，焦虑症的诊断依赖对主观体验的理解，这需要患者具有理解和评估体验的认知能力，以及表达它所需要的语言技能。在智力障碍（ID）人士中，有很大一部分人有明显的沟通困难，这对疾病的诊断可能是一个重大的挑战。

在对 ID 患者进行焦虑症诊断时，需要牢记以下因素：

·ID 患者的精神障碍，尤其是焦虑症，可能会因为无法正常诊断而被忽视。

·当患者难以通过语言或交流工具来表达他们的经历时，需要关注焦虑症典型特征与行为的相关性（表 14-1），以支持诊断评估。

·对于一些在现象学上难以定义的症状或可能存在于其他发育障碍中的症状，诊断时必须严格把关（表 14-2）。

由于上述原因，在评估患者的焦虑症状时必须采取细致的方法。这包括：

· 用充足的时间与患者和看护者进行面谈，采取基于患者需求的沟通方式。

· 用充足的时间在各种环境中观察患者。

· 排除可能出现焦虑症症状的医学疾病和医学治疗措施。

· 在考虑与其他发育障碍进行鉴别诊断时，详细的病史可以确定症状是发育性的还是新发的。

· 考虑使用经过验证的工具［成人发育障碍精神病学评估表（The Psychiatric Assessment Schedule for Adults with Developmental Disability，PAS-ADD）］。

表 14-1　与焦虑症相关的行为示例

· 口干	摄入过多的液体
· 呼吸急促感	过度换气
· 焦虑	觉醒增加（出汗、四肢湿冷、心动过速）回避、自伤行为
· 恐慌	震颤、激越、运动活动增加

表 14-2　导致诊断混乱的症状示例

（1）重复性行为：存在于强迫症和孤独症中
（2）社交回避：可能是智力障碍、孤独症和 / 或社交恐惧症的特征
（3）特定恐惧症：在认知发展方面与患者的心理年龄相适应
（4）焦虑症状在某些综合征中可能是一种行为表型，如脆性 X 染色体综合征中的社交焦虑

三、患病率

根据诊断标准，ID 患者的焦虑症患病率在 2.4% ~ 3.8%。具体疾病的患病率：广泛性焦虑症 1.7%，广场恐惧症 0.7%，社交恐惧症 0.3%，恐慌症 0.2%，创伤后应激障碍 0.3%。焦虑症和其他精神障碍相关的一些变量包括重度至极重度 ID，女性，在之前的 12 个月内大量生活事件，以及在之前的 12 个月内有较多的基层医疗咨询。

四、治疗

（一）心理治疗

患有 ID 的患者，特别是那些患有中度到重度 ID 的患者，如果患有焦虑症，他们的病症很可能会被低估。并且焦虑症表现为行为激动而非认知症状。因此，很多针对 ID 患者的治疗都是基于以放松训练为主的行为疗法。认知行为疗法的证据是基于特定的症状领域，如愤怒、纵火等，因此很难判断这些疗法是否会对焦虑症起作用。

对于轻度 ID 的患者，主流研究的结果可以推广。也可以考虑以人为本的认知行为方法，并进行适当的合理调整。然而，对于那些患有中度至重度 ID 的人来说，证据基础及基于此的行为疗法或认知行为疗法的效用是值得怀疑的。

（二）药物治疗

与非药物治疗一样，在 ID 患者的焦虑症中使用各种药物的高质量研究非常匮乏。大多数文献都是基于 SSRI 在挑战性行为中的作用，其中的一些作用被认为是治疗焦虑症的效果。目前还没有任何 SSRI 或其他药物治疗 ID 患者焦虑症的随机对照试验。因此，使用药物治疗焦虑症要基于药物研究，参考以主流人群和临床共识出版物形成的实践指南。

在使用药物，尤其是 SSRI 时，必须注意开始用药和停药阶段。在这些阶段患者可能会产生焦虑和痛苦。可以考虑以下原则：

（1）在开始使用 SSRI 时，使用几日苯二氮䓬类药物可能有助于减轻这种痛苦。

（2）在停药时，建议比主流人群的减药速度慢一些，因为停药症状本身就可能表现为严重焦虑。

（3）对于身体健康的人来说，必须始终考虑到症状缓解和维持的平均治疗剂量。没有证据表明健康状况良好的 ID 患者可能无法耐受这些药物的最大许可剂量。

（4）大多数用于治疗焦虑症的药物往往会影响癫痫发作阈值。因此，建议谨慎增加剂量。

（5）一些 SSRI 与胃肠道不良反应有关，ID 患者对这些不良反应的耐受性相对较差。由于这些不良反应可能会使患者出现痛苦，而这种痛苦可能与焦虑的症状无法区分，因此可能需要从低得多的剂量开始重新尝试这些药物，而不是将其断定为失败的治疗（流程 14-1、流程 14-2 和流程 14-3）。

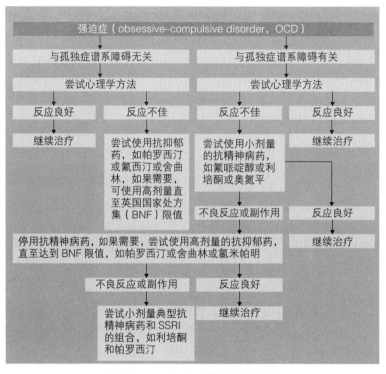

流程 14-1 ID 患者强迫症的治疗

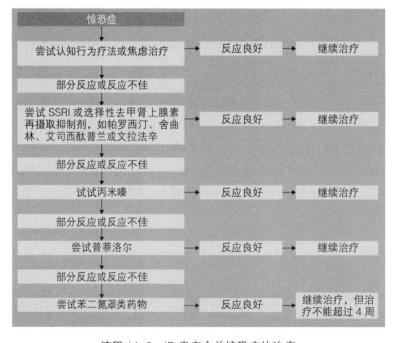

流程 14-2 ID 患者合并惊恐症的治疗

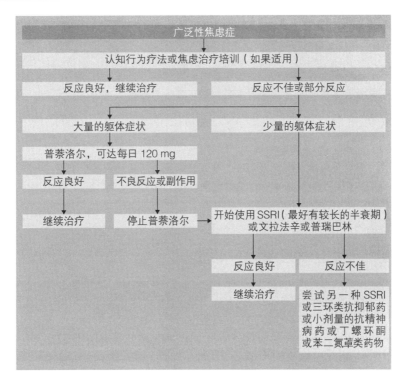

流程 14-3 ID 患者合并广泛性焦虑症的治疗

说明性案例研究 14-1

　　帕特里克（Patrick）是一名 25 岁患有轻度 ID 的男性，他表现出激越、仪式化行为，并脱离了他日常计划的活动。他的看护者报告说，他在浴室里花费很多时间，并徘徊到其他服务对象的房间去检查他们的电灯开关，他还一边拍着自己的头，一边喃喃自语着"坏想法"。

　　详细的评估后，排除了环境变化、身体健康问题和包括孤独症在内的其他发育障碍。精神状态检查显示有强迫性恐惧、强迫性怀疑和强迫性仪式。建议使用基于 CBT 的初始治疗计划。然而，鉴于帕特里克的焦虑和行为紊乱，有必要考虑使用药物来减轻焦虑、改善社会功能和维持护理计划，因为他可能会遭到其他服务对象的报复。

　　我们给他开了一种 SSRI，并在建议的范围内谨慎地增加了剂量，结果显示症状减轻，功能改善。然后，帕特里克能够参与 CBT，并且他在服务机构中能继续生活下去。

说明性案例研究 14-2

玛格丽特（Margaret）是一名32岁的女性，患中度至重度ID，与家人同住，最近因激越和SIB增加而就诊。由于烦躁和激越较为严重，她不能参加日间活动。她还有头痛和背痛的症状。护理人员报告说，她仍然异常不安，无法专注于活动。

问题：

（1）你的鉴别诊断是什么？

（2）需要进行哪些调查？

（3）可以为玛格丽特提供哪些支持来帮助她传达她的症状？

（4）如果玛格丽特出现焦虑症状，药物的作用是什么？

延伸阅读

1. Aman MG, Arnold LE, Armstrong SC. (1999) Review of serotonergic agents and perseverative behavior in patients with developmental disabilities. Ment Retard Dev Disabil Res Rev 5(4):279–289.

2. Antochi R, Stavrakaki C, Emery PC. (2003) Psychopharmacological treatments in persons with dual diagnosis of psychiatric disorders and developmental disabilities. Postgrad Med J 79:139–146.

3. Bodfish JW, Madison JT. (1993) Diagnosis and fluoxetine treatment of compulsive behavior disorder of adults with mental retard. Am J Ment Retard 98:360–367.

4. Cooray SE, Bakala A. (2005) Anxiety disorders in people with learning disabilities. Adv Psychiatr Treat 11:355–361.

5. Masi G, Luccherino L. (1997) Psychiatric illness in mental retardation: an update on pharmacotherapy. Panminerva Med 39(4):299–304.

6. National Institute for Health and Care Excellence. (2011, January) Generalised anxiety disorder and panic disorder (with or without agoraphobia) in adults: management in primary, secondary and community care. NICE guidance CG 113. http://publications.nice.org.uk/generalised-anxiety-disorder-and-panic-disorder-with-or-without-agoraphobia-in-adultscg113(accessed 8 January 2015).

7. Pruijssers AC, Van Meijel B, Maaskant M, Nijssen W, van Achterberg T. (2014) The relationship between challenging behaviour and anxiety in adults with intellectual disabilities: a literature review. J Intellect Disabil Res 58(2):162–171. Special Issue: Mental Health and Intellectual Disability: XXIXIII.

8. Wiener K, Lamberti JS. (1993) Sertraline and mental retardation with obsessive-compulsive disorder [letter]. Am J Psychiatry 150:1270.

9. Werry JS. (1998) Anxiolytics and sedatives. In: Reiss S, Aman MG, eds. Psychotropic medications and developmental disabilities. The international consensus handbook. Columbus, OH: Ohio State University Nisonger Center; 201–214.

第十五章 抑 郁 症

Avinash Hiremath，Shweta Gangavati，Rohit Gumber& Mary Barrett
Leicestershire Partnership NHS Trust，Leicester，UK

但是随着冰川的缓慢威胁，抑郁出现了。没有人可以衡量它的进展。没有人有任何阻止它的计划。每个人都试图摆脱它。

弗兰西斯·培根（Frances Perkins）（1882—1965 年，美国政治家）

一、定义

抑郁症（depression）是指广泛的心理健康问题，其特征是缺乏积极的情感（对普通事物和经历失去兴趣和乐趣）、情绪低落，以及一系列相关的情绪、认知、身体和行为症状。

在临床上区分程度显著的抑郁症（如重度抑郁症）和"正常"的情绪变化仍存在问题，症状连续且程度严重是关键区分点［莱温松（Lewinsohn）等，2000］。

重度抑郁症的识别不仅基于其严重程度，还基于持续性、其他症状的存在以及功能和社会障碍的程度。然而，"临床显著的"和"正常的"抑郁程度之间似乎没有硬性的"界线"；抑郁症的严重程度越高，病态和不良后果就越大［莱温松等，2000；凯辛（Kessing），2007］。

二、患病率

目前，抑郁症普遍缺乏合适的诊断标准，增加了准确描述发病率大小的难度。然而，研究表明，智力障碍（ID）人群中的情感障碍，尤其是抑郁症，往往未被充分诊断和治疗。对成年 ID 患者中抑郁症的研究显示，其时点患病率在 1.3% ~ 3.7%。老年 ID 患者可能更容易患抑郁症，约 8.9% 的医院居民和 6.7% 的社区居民会受到影响。

三、临床表现

同时患有抑郁症和轻度 ID 的人的表现方式与普通人群相似，并且能够表达他们的情绪状态。然而，对于那些患有中度及程度更重的 ID 患者，临床医师通常会依赖于可观察到的症状，如睡眠模式的变化、食欲不振、活动的兴趣降低、激越、攻击性和自伤行为。由于存在孤独症谱系障碍（ASD）等相关疾病（见下文）或患者正在服用其他药物（如心境稳定剂/抗癫痫药或抗精神病药），患者表现的可能不典型。

需要考虑的关键因素如下：

（1）与一般人群相比，抑郁症的发病往往更加隐匿，变化也不明显。

（2）表现出的特征可能是适应性技能的退化/丧失、回避正常活动、攻击行为和自伤行为。

（3）抑郁症的症状可能被错误地归因于 ID 本身。

（4）可观察的体征和症状可能会被其他药物治疗改变，如清晨醒来的症状可能会被治疗挑战性行为的抗精神病药的镇静作用所掩盖。

（5）焦虑是一种常见的并发症状，可能表现为回避行为或自主神经特征的形式，这些因具体情况而异。

（6）由于 ID 患者的语言技能/对内心情绪状态的洞察力有限，临床医师必须更多依赖可观察到的迹象，而不是自我报告。

（7）环境影响：不良的物质/社会环境可能会产生重大影响，尤其是 ID 患者对其生活环境几乎没有控制/影响时。

ID 患者抑郁症的临床表现见表 15-1。

四、抑郁症和唐氏综合征

沃克（Walker）等人（2011）的文献综述指出，与其他 ID 原因相比，没有直接证据表明唐氏综合征患者的抑郁症患病率较高。

五、ASD 患者的抑郁症

坎纳比兰和麦卡锡（Kannabiran 和 McCarthy，2009）报告说，在患有 ASD 的人中，重复、囤积、触摸和敲击行为等适应性不良行为的发生或增加，可能是抑郁症的表现特征。

六、ID 和癫痫患者的抑郁症

根据图尔基（Turky）等人（2008）的研究，他们发现患有 ID 和癫痫的成年人患未知疾病、抑郁症和痴呆症的风险增加。

表 15-1　ID 患者抑郁症的临床表现

症状	表现
核心症状	·泪流满面 ·社交退缩 ·情绪低落 ·易激惹 ·精力减退 ·疲劳 ·食欲增加／减少，体重增加／减少 ·失眠／嗜睡症
行为症状	·侵略性 ·自伤行为 ·尖叫 ·脾气暴躁 ·失禁
其他症状	·疑病症状：头痛、腹痛、呕吐 ·社会关系和自理能力普遍恶化 ·色情妄想症（罕见） ·异食癖（罕见）

七、痴呆症

抑郁症的症状通常出现在痴呆症发病的患者身上。抑郁症的治疗可能会使痴呆症得到一定程度的改善，如情绪的提升。然而，潜在的痴呆症仍然存在，需要进行相应的评估和治疗。

八、精神分裂症

在用抗精神病药成功治疗精神病后，可能会出现抑郁症状，这也被称为显性抑郁症。

九、生活事件

导致 ID 患者受到损失的生活事件可能会引发抑郁症。ID 患者中的生活事件可能与一般人群中常见的生活事件有所不同。需要考虑到的变化有突然失去关键的看护人员或日托设施的改变／同龄人群体的变化。

对于 ID 个体而言，丧失亲人可能是一个非常具有威胁性的生活事件，尤其是当它导致个人情况发生快速变化时。在多达 10% ～ 15% 的有悲伤反应的患者中可能会观察到诸如自伤等强烈反应，并且抑郁症状也很常见。

十、自杀

尽管很少有 ID 患者自杀的报道，但是有报告自杀行为，包括以自杀威胁和具有自杀意图的自伤行为。一项研究发现，有自杀倾向的人往往是年轻人，并且伴有边缘性 ID 和长期健康状况不佳或身体残疾。

十一、治疗抑郁症的药物

ID 患者的抑郁症治疗没有针对性的系统性药物对照试验，因此它适用 NICE 指南的一般原则。

现有的病例报告和病例系列文献表明，抗抑郁药对 ID 患者的效力和效能与普通人群非常相似：

（1）5- 羟色胺选择性重摄取抑制剂（SSRI）和三环类抗抑郁药（TCA）的疗效相似。

（2）SSRI 比 TCA 具有更好的耐受性。TCA 可能导致不良反应，如抗胆碱作用、体位性低血压和心脏传导障碍。

十二、对抗抑郁药使用的担忧

对 ID 患者中抗抑郁药的广泛应用，人们表示担忧。对此类处方的研究表明，抗抑郁药的处方是针对 ID 中常见的各种行为和症状，而不是针对抑郁症。此外，在 ID 患者中使用抗抑郁药还存在以下问题：

（1）大多数抗抑郁药具有恶化癫痫发作的中度风险。SSRI 和单胺氧化酶抑制剂（monoamine oxidase inhibitor，MAOI）的风险低于 TCA。

（2）在接受 SSRI 治疗的患者中，有多达 1/3 的人出现轻躁狂，且适应性不良行为增加。

（3）停药时可能会出现戒断问题，尤其是帕罗西汀。

（4）可能出现低钠血症，尤其是在老年人中。

十三、治疗的持续时间和结束时间

要注意最初给药从低剂量开始，然后将剂量逐渐增加至最大耐受剂量。要对不良反应进行监测，并告知看护者不良反应的潜在警告信号。

抑郁症的治疗持续时间和结束治疗的策略应与推荐给一般人群的相同：

（1）对于首次发作的抑郁症，应按所使用的抗抑郁药的剂量进行 6 ~ 9 个月的维持治疗，以达到痊愈。

（2）对于复发性抑郁症，应按所使用的抗抑郁药的剂量进行 2 ~ 5 年的维持治疗，以达到完全康复。

（3）抗抑郁治疗应在 4 ~ 6 周内逐渐停止，使用逐渐减量的方案，以避免停药反应。

十四、停药反应

停药反应通常出现在停止治疗的几日内，通常在 2 ~ 4 周内消退。在停用 TCA、SSRI 和选择性去甲肾上腺素再摄取抑制剂（SNRI）后，可能会出现此类反应。此类反应在抗抑郁药突然停药后更常见，尤其是帕罗西汀。

停药反应通常有流感样症状（发热、恶心、呕吐、失眠、头痛、出汗），有时还包括焦虑和激动。对 SSRI 的停药反应还可能有头晕、眩晕和头重脚轻，偶尔还会出现感觉症状，如感觉异常、麻木和电击感。

停药反应可能是 ID 患者停药后的一个关键问题。对停药引起的行为变化不应立即恢复用药。重要的是告知看护者，症状会在 2 ~ 4 周之内自然消失。

十五、成年 ID 患者抑郁症的治疗

流程 15-1 只作为患有 ID 和抑郁症的成年人的治疗指南使用。

注 1：药物选择

药物治疗适用于中度至重度抑郁发作的病例。药物的选择取决于是否有任何精神疾病并存的诊断（表 15-2），以及该患者是否属于任何特殊群体（表 15-3）。成人 ID 抑郁症的治疗主要使用较新的抗抑郁药，因为它们的不良反应发生率较低。

表 15-2　有合并症的抑郁症：药物的选择

合并症	治疗选择
抑郁症＋焦虑症状	帕罗西汀、舍曲林、阿米替林、氟西汀、曲唑酮、西酞普兰、文拉法辛
抑郁症＋精神运动迟缓	丙米嗪、氟西汀、文拉法辛、洛非帕明
抑郁症＋强迫症特征	SSRI，尤其是帕罗西汀 TCA，尤其是氯米帕明
抑郁症＋精神病症状	TCA，可能首选的药物是 SSRI/SNRI（如果 TCA 耐受性差或有禁忌证）； ＋/－小剂量典型或非典型抗精神病药（有合理证据表明奥氮平或喹硫平可作为抗抑郁药的补充） 如有必要的话，电休克疗法
抑郁＋故意自我伤害行为	使用 SSRI，但避免使用西酞普兰 如果使用 TCA，洛非帕明的毒性最小

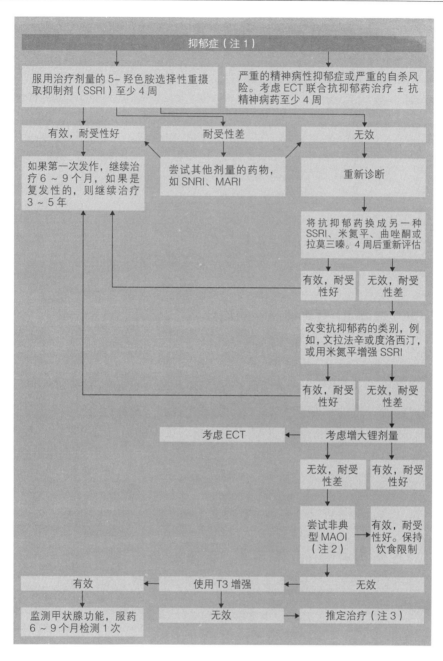

流程 15-1　成人 ID 患者抑郁症的治疗

表 15-3　特殊患者群体的处方

特殊患者群体	抑郁症的药物选择
育龄妇女	SSRI, 尤其是氟西汀
孕妇	有使用丙米嗪和阿米替林的充足经验, 使用 SSRI 有风险, 特别是氟西汀（氟西汀的风险是出生体重降低和早产）
哺乳期妇女	舍曲林、帕罗西汀、去甲替林、丙米嗪
老年人	SSRI, 尤其是帕罗西汀、西酞普兰、舍曲林和文拉法辛, 避免使用 TCA 和瑞波西汀
唐氏综合征患者	SSRI
癫痫患者	SSRI 考虑使用吗氯贝胺、其他 MAOI、瑞波西汀、色氨酸、阿戈美拉汀 必要时调整抗癫痫药剂量 避免使用 TCA
心血管疾病患者	SSRI 避免使用 TCA, 尤其是度硫平
肾功能不全	避免使用锂 舍曲林和西酞普兰
肝功能不全	丙米嗪、帕罗西汀或西酞普兰

注 2：控制饮食

与其他 MAOI 相比, 吗氯贝胺的饮食限制较少, 但适用范围有限。

注 3：耐药性抑郁症的推定治疗

如果一线治疗仍然不成功,《莫兹利处方指南》(*The Maudsley Prescribing Guidelines*) 提供了许多替代方案。

十六、电休克疗法

电休克疗法（electroconvulsive therapy, ECT）仅在其他治疗方案试验充分证明无效后和 / 或当认为病情有潜在的生命危险时, 它能在短期内使严重症状快速改善。

柯林斯(Collins)等人的综述(2012)提到关于在 ID 患者中使用 ECT 的报告, ECT 可以有效治疗该患者群体不同的精神疾病, 并且几乎没有不良反应。虽然没有对照研究, 但在 72 例病例报告中, 近 58% 是针对情感障碍的。

在所有案例研究中都没有发现该疗法会使认知能力下降。

当出现危及生命的抑郁症、严重的抑郁症或有严重的自杀风险时, 应考虑使用 ECT。

开始使用 SSRI 后，社区护士需参与监测患者的情绪和不良反应，进行风险评估，并对工作人员 / 母亲进行有关抑郁症的教育，以及实施支持性策略来帮助患者。

说明性案例研究 15-1

一名患有中度 ID 的 40 岁女性因易怒、尖叫、殴打工作人员、活动参与度低以及周末拒绝回父母家而被转诊至精神病院。她的睡眠模式变乱，间歇性醒来，工作人员还报告她最近体重下降。

全科医师将她转介到当地的智力障碍服务机构。

她在家中接受了精神病医师和社区护士的检查。工作人员提供了病史上述症状已持续 4 周，并且该患者睡眠模式不佳。经进一步询问，很明显，在日托中心主要负责她的护理工作的工作人员上个月因身体不适没有上班。精神病医师还从患者母亲那里获得了一份关于病前精神功能的病史资料，发现她过去对活动很感兴趣，会定期去日间照料中心，也很善于交际，与其他居民互动良好。向工作人员和患者了解了病史，并对患者进行了精神状态检查后，该患者被诊断为中度抑郁症。虽然指南中指出，患者还需要进行心理治疗，但由于沟通困难，发现这并不可行。

说明性案例研究 15-2

比阿特丽斯（Beatrice）是一名 55 岁的女性，患有中度 ID 和癫痫。她通常住在家里，ID 精神科团队正在日间照管中心对她的癫痫进行 6 个月的常规随访。她服用丙戊酸钠，癫痫发作得到很好控制。她的主要工作人员报告说，在过去的 3 个月里，比阿特丽斯在日常活动中表现出越来越多的不安、易怒和愤怒，这不像她的表现。在过去的 6 周里，她一直待在一个临时的休息设施中，并且在过去的 3 周里一直蓬头垢面，散发着体味。在与机构的临时员工交谈时，很明显，比阿特丽斯一直不愿意接受个人护理，要求她洗澡时，她会尖叫并表现得很激动。工作人员一直不愿意去处理这个问题。他们报告说，4 个月前，比阿特丽斯的父亲洗澡时因心脏病发作去世，后来比阿特丽斯和她的妈妈发现了他。

在接受询问时，比阿特丽斯照常吃饭和睡觉，并继续像往常一样在早上准备参加她的日常活动。

问题：

（1）你的鉴别诊断是什么？

（2）如果比阿特丽斯患有抑郁症，可以尝试哪些治疗策略？

（3）抑郁症药物治疗对比阿特丽斯癫痫的潜在影响是什么，应该如何处理？

关键指南

NICE. (2010) Depression in adults: the NICE guideline on the treatment and management of depression in adults. CG90. http://www.nice.org.uk/guidance/cg90/resources/cg90-depression-in-adults-full-guidance2 (accessed 8 January 2015).

参考文献

1. Collins J, Halder N, Chaudhry N. (2012) Use of ECT in patients with an intellectual disability: review. Psychiatric Bulletin 36:55–60.

2. Kannabiran M, McCarthy J. (2009) The mental health needs of people with autism spectrum disorders. Psychiatry 8:398–401.

3. Kessing LV. (2007) Epidemiology of subtypes of depression. Acta Psychiatrica Scandinavica 115(Suppl. 433):85–89.

4. Lewinsohn PM, Solomon A, Seeley JR, Zeiss A. (2000) Clinical implications of subthreshold depressive symptoms. Journal of Abnormal Psychology 109:345–351.

5. Turky A, Beavis JM, Thapar AK, Kerr MP. (2008) Psychopathology in children and adolescents with epilepsy: an investigation of predictive variables. Epilepsy & Behavior 12:136–144.

6. Walker JC, Dosen A, Buitelaar JK, Janzing JGE. (2011) Depression in Down syndrome: a review of the literature. Research in Developmental Disabilities 32(5):1432–1440.

延伸阅读

1. Hurley AD. (2006) Mood disorders in intellectual disability. Current Opinion in Psychiatry 19:465–469.

2. Janowsky DS, Shetty M, Barnhill J, Elamir B, Davis J. (2005) Serotonergic antidepressant effects on aggressive, self-injurious and destructive/disruptive behaviours in intellectually disabled adults: a retrospective, open-label, naturalistic trial. The International Journal of Neuropsychopharmacology 8(1):37–48.

3. Rail PR, Kerr M. (2010) Antidepressant use in adults with intellectual disability. Psychiatric Bulletin 34:123–126.

4. Sohanpal SK, Deb S, Thomas C, Soni R, Lenôtre L, Unwin G. (2007) The effectiveness of antidepressant medication in the management of behaviour problems in adults with intellectual disabilities: a systematic review. Journal of Intellectual Disability Research 51(10):750–765.

5. Turky A, Felce D, Jones G, Kerr M. (2011) Prospective case control study of psychiatric disorders in adults with epilepsy and intellectual disability. Epilepsia 52(7):1223–1230.

6. Underwood L, McCarthy J, Tsakanikos E. (2010) Mental health of adults with autism spectrum disorders and intellectual disability. Current Opinion in Psychiatry 23:421–426.

第十六章　双相情感障碍

Dasari Mohan Michael[1]，David Branford[2]& Mary Barrett[3]

[1] *Humber NHS Foundation Trust，East Riding of Yorkshire，UK*
[2] *English Pharmacy Board，Royal Pharmaceutical Society，London，UK*
[3] *Leicestershire Partnership NHS Trust，Leicester，UK*

> 抑郁症是躁狂症的开始和组成部分……躁狂症的发展实际上是疾病（抑郁症）的恶化，而非转变成了另一种疾病。
>
> 阿莱泰乌斯（Aretaeus of Cappadocia）

一、定义

双相情感障碍的特点是反复发作，患者的情绪和活动水平受到严重干扰，情绪和活动水平明显紊乱。在某些情况下，情绪高涨、精力和活动增加（躁狂症或轻躁狂）；而在其他情况下，情绪低落，精力和活动减少（抑郁症）[苏格兰学院间指南网络（Sottish Intercollegiate Guidelines Network，SIGN）临床指南82]。这种情况通常被细分为以下几类：

（1）双相I型障碍：往往有一次或多次严重的躁狂发作。

（2）双相II型障碍：一次或多次抑郁发作，伴有至少一次轻躁狂发作。

二、患病率

最新的证据表明，所有情感性障碍的时点患病率为6.6%。其中，4.1%为单相抑郁症，0.5%为双相抑郁症发作，0.6%为躁狂症发作，1.2%为双相情感障碍，0.3%为周期性情感障碍。0.3%为周期性精神障碍。

三、临床表现

由于沟通困难、身体和社会环境的影响，以及普遍缺乏合适的诊断标准，诊断智力障碍（ID）人士可能是一个挑战。此外，症状表现的差异也增加了诊断的难度，如行为变化，当事人无法表达他们的内心世界，需要依靠可观察到的症状进行诊断等。因此，这一人群的总体患病率有可能被低估。

该隐（Cain）等人（2003）在一项回顾性的案例研究中指出，双相情感障碍很容易诊断出来，并能与 ID 患者的行为和精神诊断区分开来。DSM-Ⅳ标准对双相情感障碍的诊断非常有用。

马特森（Matson）等人（2007）认为，精神运动激越、睡眠减少、情绪变化和攻击是躁狂症诊断的重要标志性症状。此外，精神运动激越和睡眠紊乱是狂躁症诊断的重要预测因素。他们也认为 DSM-Ⅳ标准有助于诊断。

ID 患者的狂躁症和轻躁狂通常表现为运动量的增加。情绪一般不是高兴或有感染力的，而是易怒，有时还伴有攻击性。虽然可能出现言语压力，但更复杂的言语症状不常见，如跳跃性思考或谐音连接。通常会有简单的夸大妄想和错觉，很少会出现幻觉。

快速循环性双相情感障碍（一年内发生 4 次或 4 次以上的情感疾病）与 ID 患者的严重行为问题有关，尤其是自我伤害行为。

四、治疗双相情感障碍的药物

（一）一般建议

患者和护理人员应尽可能多地参与治疗和护理决策，医师应与患者和护理人员合作确定治疗计划，借鉴以往治疗的经验和结果，考虑患者的偏好。

（二）躁狂症 / 轻躁狂

如果患者在没有服用抗躁狂药的情况下出现急性躁狂，治疗方案中应包括使用抗精神病药，如丙戊酸钠或含锂药物。

在做出选择时，处方者应考虑对未来预防性用药的偏好和不良反应情况，并考虑：①如果有严重的躁狂症状或躁狂综合征的标志性行为障碍，开抗精神病药。②如果症状有所缓解，并且患者表现出良好的依从性，开丙戊酸钠或含锂药物。③避免有生育潜力的妇女服用丙戊酸钠。④只有在症状不严重的情况下才使用含锂药物，因为比起抗精神病药和丙戊酸钠，含锂药物起效时间较长。⑤患者对药物监测的依从性（见表 16-1）。血液检测对于一些 ID 患者来说非常困难。⑥在急性行为障碍或激越的初始治疗中，除抗躁狂药外，还应考虑短期使用苯二氮䓬类药物。

一些抗精神病药现在已经被批准用于治疗躁狂症，如喹硫平、奥氮平、阿立哌唑和利培酮。此外，阿立哌唑还被批准用于预防躁狂症复发，喹硫平被批准用于预防躁狂症双相障碍。如果用抗精神病药治疗急性躁狂，应考虑以下事项：①不良反应的个体风险因素（如糖尿病风险）。②需要在药物说明中推荐的治疗剂量范围的最低剂量开始治疗，并根据反应逐渐增加剂量。③如果证明抗精神病药无效，则应该考虑丙戊酸钠或含锂药物。④老年人在躁狂症恢复后突然出现抑郁症状的风险更大。

表 16-1　双相情感障碍治疗监测项目推荐列表

检测项目	对所有患者的检测		对特殊药物的检测			
	最初体检	年度体检	抗精神病药	含锂药物	丙戊酸钠	卡马西平
甲状腺功能	√	√		开始时和每 6 个月一次；如果有恶化的迹象则需增加检测频次		
肝功能	√				开始时和 6 个月时检测	开始时和 6 个月时检测
肾功能	√			开始时和每 6 个月 1 次；如果有恶化迹象或患者开始服用 ACE 抑制剂、利尿药或非甾体抗炎药等药物时，则需增加检测频次		
全血计数	√		仅在有临床症状时进行	在开始和前 6 个月检测一次		开始时和 6 个月时检测
血液（血糖）	√	√	在服药开始和 3 个月后进行（如果服用奥氮平则是 1 个月）；如果有血糖升高的征象，则需要增加检测频次			
血脂	√	40 岁以上	在服药开始时和 3 个月后时，如果有血脂水平升高的征象，则需要增加检测频次			
血压	√	√				
催乳素	儿童和青少年只有在病史或临床表现提示时才进行此项检测		利培酮只能在开始时和出现催乳素升高症状时使用			
ECG			如果初始时就有危险因素或已有心血管疾病时，需进行检测	如果初始时就有危险因素或已有心血管疾病时，需进行检测		

　　卡马西平在治疗急性躁狂症时不作常规使用，加巴喷丁、拉莫三嗪和托吡酯不推荐。

　　如抗精神病药和苯二氮䓬类药物的药物组合在临床实践中经常用于控制与躁狂相关的行为症状。虽然辅助治疗在很多情况下是必要的，但有误诊原发性精神疾病的风险和对非特异性行为控制进行治疗的风险。后者可能导致过度使用镇静药物，而且对患者达不到最佳的治疗效果（流程16-1）。

　　流程16-1应仅作为同时患有ID和首发躁狂症或轻躁狂的成人患者的治疗指南。其中包括NICE关于使用奥氮平和丙戊酸钠治疗双相情感障碍的急性躁狂的指导。

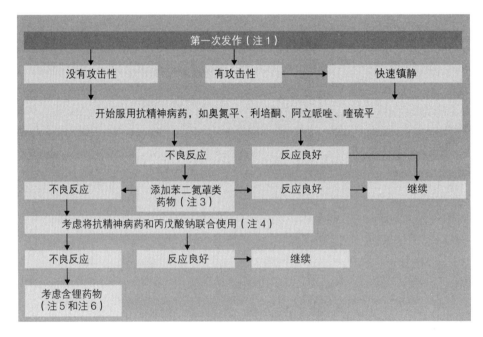

流程16-1　成人ID患者第一次躁狂症和轻躁狂发作的治疗

　　注1：首次发作

　　在对首次发作躁狂症和轻躁狂的急性治疗中，单独使用抗精神病药或与苯二氮䓬类药物联合使用是有效的。治疗时间应该在6个月到1年之间。

　　注2：快速镇静

　　急性兴奋期可能需要快速镇静。大多数精神健康信托机构都有针对急性行为障碍的药物治疗方案（快速镇静），当地方案也应效仿。快速镇静通常包括3个阶段：第一步，谈话治疗，如果治疗不成功，进行第二步口服药物治疗（通常口服地洛西泮、利培酮或奥氮平），如果不成功，进行第三步肠外（IM）治疗。非肠外治疗包括单独使用地洛西泮1～2mg IM或与氟哌啶醇2～5mg

IM 同时用药。另一种选择是奥氮平 IM（单独）5 ~ 10 mg，但不能与 IM 地洛西泮同时用药。虽然与快速镇静相比，醋酸珠氯噻醇起效较慢，但考虑其行为是否继续需要大量的 IM 干预，醋酸珠氯噻醇可能是一种有用的辅助药物。

注 3：治疗时间

苯二氮䓬类药物的使用应限制在 4 周内，以降低身体依赖的风险。

注 4：抗精神病药和丙戊酸钠的联合使用。

丙戊酸钠：起始剂量为 200 mg，每日 2 次，根据反应情况逐渐增加剂量。有多种配方和品牌的丙戊酸钠和半丙戊酸钠可供选择。

注 5：含锂药物的禁忌证

锂是致畸的，有 1/1 000 的风险会导致埃布斯坦综合征。只要有可能，在妊娠期间应该避免使用，尤其是在前 3 个月。然而，在妊娠期间决定继续开含锂药物，应该在权衡复发的风险和引起胎儿畸形的风险后进行。一种选择是减少含锂药物的剂量，直到达到最小有效剂量。在妊娠的后期，因为产妇肾脏清除率和液体容量的增加，剂量可能需要增加。在整个妊娠期间，血清锂水平至少每月监测一次，在妊娠晚期更频繁。妊娠期间必须保持足够的水和盐的摄入量。必须监测甲状腺功能。应建议患者出现中毒症状时立即报告。

含锂药物禁用于艾迪生病、肾病或心脏病以及哺乳期患者。

在癫痫患者中，治疗剂量的含锂药物可能会引起脑电图（EEG）变化。它也可能降低癫痫发作的阈值，导致全局性强直阵挛和肌阵挛发作。含锂药物与卡马西平或苯妥英钠联合用药可能容易产生神经毒性，导致癫痫发作。已经发现，既往发现脑电图异常、同时服用抗精神病药，以及大脑病理和遗传易感性易导致锂中毒。

注 6：监测锂含量

用于预防的血清锂离子浓度为 0.4 ~ 0.8 mmol/L，可以通过调整含锂药物的剂量来达到预防的目的。最佳剂量因人而异。含锂药物预防期间，应每 2 ~ 3 个月监测一次血清浓度。基本检查（见下文）应每 6 个月重复一次。理想情况下，含锂药物预防治疗应该持续 3 ~ 4 年，但只有在效果持续的情况下，治疗才应该继续。

（三）对服用抗躁狂药患者进行急性躁狂的药物治疗

如果已经服用抗精神病药的患者出现躁狂发作，应检查剂量，必要时增加剂量。如果没有改善的迹象，应考虑添加含锂药物或丙戊酸钠。

如果已经服用含锂药物的患者出现躁狂发作，应检查血浆锂含量。如果剂量不够理想（即低于 0.8 mmol/L），则正常情况下应将剂量增加到最高血药浓度 1.0 mmol/L。如果反应不充分，则应考虑补充含锂药物与抗精神病药。

如果已经服用丙戊酸钠的患者出现躁狂发作，则应增加剂量，直到症状开始好转或者不良反应限制了剂量增加。

如无改善迹象，可考虑加用奥氮平、喹硫平、阿立哌唑或利培酮。ID 患者的剂量高于 45 mg/kg，应仔细监测。

对于已经服用含锂药物或丙戊酸钠但出现严重躁狂的 ID 患者，在逐渐增加含锂药物或丙戊酸钠剂量的同时，应考虑添加抗精神病药。

对于 ID 患者，已经服用卡马西平，出现躁狂时，剂量不应增加。应考虑添加抗精神病药，但取决于躁狂的严重程度和卡马西平的当前剂量。卡马西平与其他药物的相互作用很常见，剂量应根据需要进行调整。

流程 16-2 仅可作为 ID 和双相情感障碍反复发作的成人治疗指南。

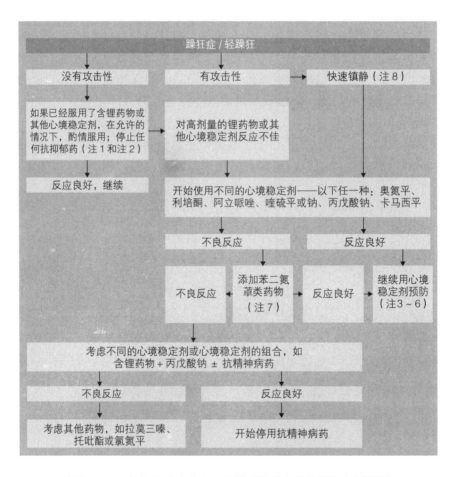

流程 16-2　治疗 ID 患者中与双相情感障碍有关的躁狂症 / 轻躁狂

注 1：急性治疗

在躁狂症或轻躁狂急性发作期间，含锂药物治疗可能需要 10 日或更长时间才能发挥抗躁狂作用。因此，通常需要同时服用苯二氮䓬类或抗精神病药。如果与含锂药物合用，抗精神病药的剂量应保持低量，因为已知高剂量的典型抗精神病药（如氟哌啶醇、氟非那嗪或氟哌噻吨）与含锂药物合用时可引起不可逆的毒性脑病。

注 2：抗抑郁药

如果服用抗抑郁药，根据临床需要和戒断问题的风险，突然或逐渐减少和停止用药。

注 3：预防

在开始使用情绪稳定药物治疗前，应进行基本检查：

（1）全血计数（FBC）。

（2）尿素和电解质（U&E）水平。

（3）肝功能检查（LFT）。

（4）甲状腺功能检查。

（5）心电图（ECG）。

必须在可以监测血清水平的情况下开始含锂药物治疗。开始治疗 1 周后测量血清锂离子浓度，此后每周测量一次，直至浓度为 0.6 ~ 1.0 mmol /L。

含锂药物可以与口服抗精神病药同时开始服用，之后可停止服用抗精神病药。另一种方法是，最初使用抗精神病药稳定情绪，随后开始使用含锂药物，然后逐渐停止使用抗精神病药。

注 4：监测锂含量

用于预防的血清锂离子浓度为 0.4 ~ 0.8 mmol /L。可以通过调整含锂药物的剂量来达到预防的目的。最佳剂量因人而异。

使用锂预防期间，应每 2 ~ 3 个月检测一次血清浓度。基本检查（注 3）应每 6 个月重复一次。理想情况下，含锂药物预防治疗应该持续 3 ~ 4 年，但只有在效果持续的情况下，治疗才应该继续。

注 5：其他用于预防的稳定情绪药物

用于预防而非含锂药物的心境稳定药物有：

（1）丙戊酸钠：起始剂量为 200 mg，每日 2 次，根据反应情况逐渐增加剂量。

（2）卡马西平：开始时每日 100 ~ 200 mg，并根据反应情况逐渐增加剂量。

（3）抗精神病药，如奥氮平、利培酮和喹硫平，用于以抑郁症状为主要表现的双相疾病。拉莫三嗪可作为抗抑郁药的替代药物。

注 6：治疗时间

苯二氮䓬类药物的使用应限制在 4 周内，以降低身体依赖的风险。

（四）抑郁症

在治疗双相情感障碍患者的抑郁症状时，如果患者没有服用抗躁狂药，处方者应该向患者解释转向躁狂的风险和服用辅助抗躁狂药的好处。抗抑郁药治疗应从低剂量开始，并在必要时逐渐增加。

如果患者在服用抗躁狂药时出现急性抑郁发作，医师应该首先检查他们服用的抗躁狂药的剂量是否合适，并在必要时调整剂量。

有以下症状的 ID 患者应避免使用抗抑郁药：

（1）快速循环双相情感障碍。

（2）近期有轻度躁狂发作。

在抑郁症状缓解后（或症状明显减轻 8 周），应考虑停用抗抑郁药，以降低转向躁狂和增加快速循环的风险。

五、混合发作

躁狂症和抑郁症的混合发作在 ID 患者中并不少见。处方医师应该将急性混合发作的 ID 患者，当作急性躁狂发作来治疗，避免开抗抑郁药，并密切监测。

（一）预防

含锂药物、奥氮平、阿立哌唑、喹硫平或丙戊酸钠应考虑作为双相情感障碍的长期治疗药物。选择药物应该取决于：①对既往药物治疗的反应。②躁狂症与抑郁复发的相对风险和已知诱因。③身体风险因素，特别是肾病、肥胖症和糖尿病。④患者的偏好和坚持服药的病史。⑤性别（丙戊酸钠不可用于育龄期女性）。⑥认知状态的简要评估（如简易精神状态检查）。

如果治疗适当，例如，对于老年人，含锂药物已经成功地用于 ID 患者的双相情感障碍的预防。含锂药物的耐受性一般很好，尽管一些不良反应，如颤抖、体重增加和甲状腺功能减退可能不易被患者接受。此外，由于缺乏理解和合作，一些 ID 患者可能很难进行定期的血液监测。其他稳定情绪的药物，如卡马西平和丙戊酸钠也被证明有效。

如果患者频繁复发或症状持续导致功能损害，应考虑改用替代单药治疗或添加第二种预防药物（含锂药物、阿立哌唑、喹硫平、奥氮平、丙戊酸钠）。应密切监控临床状态、不良反应，以及相关的血液水平。可能采用的组合是含锂药物与丙戊酸钠，它们也可以分别与上述任何一种抗精神病药组合使用。应记录下选择药物的原因，以及与患者讨论的潜在利益和风险。

说明性案例研究 16-1

　　一名 20 岁男性，患有中度 ID，自 19 岁离开学校以来，有间歇性挑战性行为发作史，于门诊就诊。他的父母描述说，他会周期性地出现言语攻击，除了使用辱骂性语言外，还会以大喊大叫，这种行为与他的性格不符。在发作的时候，他还会表现出不适当的性行为，比如触摸女性和在公共场合手淫。他们认为这也不符合他的性格，他的父母非常担心。进一步的病史表明这些症状也是与生物功能紊乱有关的。明显的触发因素是日间护理安排改变。

　　精神病科专家对他进行了包括精神状态检查在内的全面的精神病学评估，结果显示他有情绪高昂、坐立不安、踱步、不恰当的触摸和无法控制自己行为的特征。

　　在最初的评估之后，社区护士填写了一份成人发育障碍精神病学评估（PAS-ADD）检查表，该检查表清楚地显示该患者得到了超出躁狂阈值的高分。他被诊断为双相情感障碍，开始服用奥氮平。基本体检后发现，他最初对奥氮平有反应，但持续服药没有效果。

　　之后，医师决定添加一种心境稳定剂。因为他的父母在家里无法控制他的攻击行为，他开始住院治疗，除基本检查外，他在住院后开始服用含锂药物。治疗水平达到 0.5 mmol/L 时，他每日服用碳酸锂 800 mg。在初始阶段逐渐提高含锂药物剂量，必要时使用地洛西泮，为了治疗攻击行为。在使用锂药物治疗的第 4 周，他的攻击性和运动不安显著减少，生物功能恢复正常。到第 8 周，他的功能和精神状态达到了发病前的水平。在随后的门诊复查中，奥氮平的剂量逐渐减少并停止使用。之后，他可以继续保持稳定的情绪，并积极参加各项社区活动。

　　如果预防药物组合无效，应考虑以下措施：①卡马西平，初始每日 100 ~ 200 mg，根据反应逐渐增加剂量。②咨询或向患者介绍在双相情感障碍的药物治疗方面具有专业知识的临床医师。③使用拉莫三嗪或卡马西平（尤其当患者患有双相 II 型障碍时）。

　　长期药物治疗通常应该在双相情感障碍发作后至少持续 2 年，如果该患者有复发的危险因素，如频繁复发或有严重的精神病发作史，并发物质滥用，面临持续压力生活或缺少社会支持，应持续 5 年。

（二）快速循环

　　快速循环双相情感障碍的治疗应与躁狂和抑郁发作一样。

　　此外，回顾之前对患者双相情感障碍的治疗，考虑对任何未能充分提供或坚持的治疗进一步尝试。关注长期治疗，药物试验至少持续 6 个月。流程 16-3 说明了推荐的治疗策略。

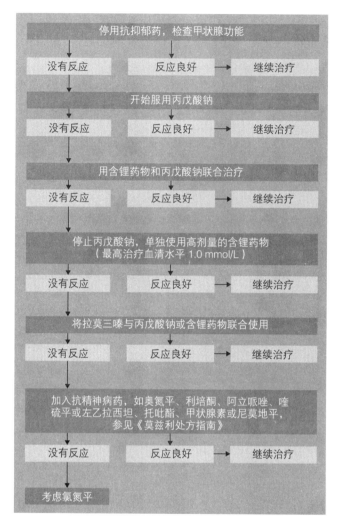

流程 16-3　成人 ID 患者快速循环障碍的治疗

（三）电休克疗法

电休克疗法（ECT）仅在其他治疗方案经过充分试验证明无效和 / 或当患者有潜在生命威胁时，才被推荐用于短期内快速改善严重症状。NICE 推荐用于：

（1）严重抑郁症（见第十五章）。

（2）畸张症。

（3）长期或严重的躁狂发作。

如果用于抑郁发作，临床医师必须意识到躁狂转换的风险。

六、监控要求

表 16-1 总结了以上不同药物选择的监测要求。在选择不同的治疗方案时，需要考虑测试是否符合。

说明性案例研究 16-2

法蒂玛（Fatima）是一名 33 岁的女性，被诊断为中度 ID，且具有挑战性的行为。护理人员报告了她行为的一些诱因，包括月经、身体健康状况不佳（特别是反复尿路感染）和家庭住所的变化。在过去的 5 年里，她一直在接受利培酮治疗，并取得了初步疗效。但是，她的护理人员认为该药目前已失去疗效。根据你的要求，护理人员会保留几个月的详细行为记录，并在下次预约时带着它。该记录重点记录了与自伤行为和攻击性行为相关的激动、不安、易怒、睡眠和食欲下降的发作。该记录显示了这些症状与已报告的触发因素的关系。但是，其他事件没有明确的触发因素。

问题：

（1）诊断可能性有哪些？

（2）有哪些治疗方案？

（3）哪些因素会影响这位女士对心境稳定剂的选择？

关键资源

National Institute for Health and Care Excellence (NICE). (2006) Bipolar disorder: the management of bipolar disorder in adults, children and adolescents, in primary and secondary care (CG38). London: NICE.

参考文献

1. Cain NN, Davidson PW, Burhan AM, et al. (2003) Identifying bipolar disorders in individuals with intellectual disability. Journal of Intellectual Disability Research 47(1):31–38.

2. Cooper S, Smiley E, Morrison J, Williamson A, Allan L. (2007) Mental ill-health in adults with intellectual disabilities: prevalence and associated factors. The British Journal of Psychiatry 190:27–35.

3. Craft M, Ismail IA, Krishnamurti D, et al. (1987) Lithium in the treatment of aggression in mentally handicapped patients: a double-blind trial. British Journal of Psychiatry 150:685–689.

4. Matson JL, González ML, Terlonge C, Thorson RT, Laud RB. (2007) What symptoms predict the diagnosis of mania in persons with severe/profound intellectual disability in clinical practice? Journal of Intellectual Disability Research 51(Pt 1):25–31.

第十七章　精神分裂症

AvinashHiremath[1]，AmalaJovia Maria Jesu[1]，Rohit Gumber[1]，Saduf Riaz[2]
[1]*Leicestershire Partnership NHS Trust，Leicester，UK*
[2]*NHS Greater Glasgow and Clyde，Glasgow，UK*

> 请听我说，并没有"精神分裂者"。他们是精神分裂症患者。
>
> 艾琳·萨克斯（Elyn Saks）（美国南加州大学心理学教授——译者注）

一、定义

精神分裂症的特征是思维和感知扭曲，情感迟钝或不恰当。症状至少持续一个月才能做出诊断。如果存在器质性脑疾病或药物中毒／戒断，则排除诊断。

二、患病率

精神分裂症患者在普通人群中的患病率为 2.5‰ ~ 5.3‰。在智力障碍（ID）人群中，精神分裂症的患病率取决于研究样本的性质，通常引证的患病率为 3% 左右。库珀等人（Cooper，2007）报道精神障碍的时点患病率为 4.4%。摩根等人（Morgan，2008）报告称，患有 ID 的个体中精神分裂症的患病率至少比正常人终身患病率高 3 倍，并且也高于通常引证的精神分裂症患病率估计值（3%）。

在一项综合定量审查中，涉及数个领域（言语记忆和学习、空间工作记忆、注意力、信息处理速度、智商表现和运动技能）的认知缺陷已被确定为精神分裂症的广泛共有特征。在没有明显的精神病症状学的情况下，很难弄清什么是 ID 和什么是精神病，临床医师需要注意误诊的可能性。

证据表明，在相当大比例的病例中，ID 和精神分裂症有共同的潜在病因。还有人认为，同时患有精神分裂症和 ID 的患者，疾病表现严重程度更高。

据报道，精神分裂症的患病率在轻度 ID 患者中最高。

造成这一现象原因在现阶段仍不清楚，可能是由多个因素造成的，包括脑损伤，以及在重度至极重度 ID 患者中临床医师很难做出诊断。

三、针对 ID 的关键点

针对 ID 的关键点	
非典型表现	精神分裂症在 ID 患者身上可能表现得不太典型。荟萃分析表明，与一般人群相比，ID 患者会出现更多阴性症状。那些以阴性症状为主的患者可能出现技能退化和缺乏动力等症状。这些特征可能难以识别，特别是在那些接受被动护理的患者中。如果阳性症状占主导地位，患者可能会出现简单的幻觉，如以噪声的形式出现。同样，妄想的点往往有简单的主题，有些不可思议。沟通能力有限的人可能会出现幻觉行为或与他们性格不符的极其不正常的行为
语言能力有限	在语言技能有限的人中，很难有充分依据来诊断精神分裂症。不过，对那些轻度 ID 患者，如果充分考虑到他们的词汇量减少，诊断可能会比较容易。由于 ICD–10、DSM- V 和 DC-LD 系统中的诊断标准都是基于语言描述的，因此不太可能对智商低于 50 的个体做出精神分裂症的诊断
挑战性行为	许多 ID 患者可能伴有行为障碍，可能会混淆精神分裂症的诊断，尤其是当社会交往障碍是有效标准时
情感障碍和阴性症状	情感障碍在 ID 和精神分裂症患者中并不少见。抑郁症、抗精神病药的不良反应和 ID 本身的基础病因可能会妨碍对阴性症状做出确切的诊断
精神分裂症和孤独症	孤独症的一些症状与精神分裂症的阴性症状重叠，如果未将这一点考虑在内，可能会导致错误诊断。已有人探讨过两者的相似之处，包括社会功能障碍、社会交往和沟通的症状重叠，以及重复性的刻板行为
精神分裂症和癫痫	20% ~ 30% 的 ID 和精神分裂症患者同时患有癫痫。对精神分裂症做出准确临床诊断可能很难，尤其是在出现发作后症状的情况下。同样，精神分裂症的情感症状和阴性症状，与抗惊厥药的不良反应和 ID 的基础病因之间存在相当大的重叠。癫痫发作间期和发作后出现的精神分裂症症状，尤其是颞叶癫痫的症状，需要与发作间期精神分裂症相关的症状区分开来。可以观察到诸如发生癫痫、被迫正常化和癫痫发作阈值降低等现象
监测进展和对治疗的反应	可以使用诸如临床访谈时间表、智力迟钝成人精神病理学调查表（Psychopathology Inventory for Mentally Retarded Adults，PIMRA）和严重残疾者诊断评估表（Diagnostic Assessment for the Severely Handicapped，DASH）等评定量表；然而，这些量表依赖于看护者的信息，这些信息在评估后续进行 ID 患者对治疗的反应时可能并不可靠。此外，由于临床医师的偏见及对药物剂量和持续时间的不可靠评估，监测疾病进展可能会更加困难。成人发育障碍精神病学评估表（PAS-ADD）是一种更强大的工具，可以为临床判断提供信息，可用于评估，并可以重复进行，以协助监测进展

四、治疗

国家临床优化研究所已经为普通人群的精神分裂症治疗制定了核心干预措施指南。下面的指南是在这些建议的基础上进行调整，以适用于 ID 患者。临床医师应在新抗精神病药出现时，评估当前治疗的耐受性和有效性。

（一）不良反应

由于潜在的脑损伤，与普通成年人相比，ID 患者更容易出现抗精神病药的不良反应。神经系统不良反应是最常见的，特别是锥体外系不良反应，如帕金森症、肌张力障碍、静坐不能（坐立不安）、迟发性运动障碍和罕见的抗精神病药恶性综合征。然而，一些人由于潜在的脑损伤，可能会在病前出现一些异常的神经系统运动。因此，在开始 / 改变抗精神病药治疗之前，必须对神经系统的不良反应进行评估，并定期使用异常不自主运动量表（Abnormal Involuntary Movement Scale，AIMS）等量表对神经系统的不良反应进行常规监测。ID 患者还可能因多系统损伤而出现 QTc 延长、肝功能损害和血液恶病质等其他不良反应，临床医师需要了解这些问题并定期监测。不良反应的监测有赖于护理人员的参与，既要对其进行教育以提高对不良反应的认识，又需要他们为患者进行任何必要的检查提供帮助。由于一些人缺乏理解和合作，通过定期检查进行监测可能很困难。在这种情况下，社区团队支持与个人及其照护者就接触问题进行合作，并使用诸如脱敏的策略，可能会有帮助。

如果已确定有特定的心血管风险或正在住院治疗，建议在开始使用抗精神病药之前进行 ECG 检查。并建议对患者的糖尿病、血脂、血压和体重进行基线监测（参见第三章关于身体监测的进一步指导）。随后，应在 3 个月后重复监测，然后每年重复监测［如果使用奥氮平或氯氮平，监测应更频繁；参见泰勒（Taylor）等，2012］。

（二）认知

有充分的证据表明，在智力正常的成年人中抗精神病药可能导致镇静、精神运动障碍和注意力下降。在成年 ID 患者中，由于潜在的器质性疾病，这些影响可能更加复杂。

（三）药物相互作用

诸如身体疾病或癫痫等合并症往往导致大多数 ID 患者需要接受多种药物治疗。这种情况增加了他们发生药物相互作用的风险。表 17-1 中给出了一些重要的药物相互作用。应查阅英国国家处方集（BNF）以获取更详细的信息。

表 17-1　接受精神分裂症治疗的 ID 患者的常见药物相互作用

药物组合	常见的相互作用
抗精神病药＋含锂药物	当氯氮平、氟哌噻吨、氟哌啶醇、吩噻嗪或珠氯噻醇与含锂药物一起使用时，EPSE 和神经毒性的风险增加
抗精神病药＋抗癫痫药	由于抗精神病药的影响，癫痫抽搐的阈值可能会降低 卡马西平会加速阿立哌唑、氟哌啶醇、氯丙嗪、奥氮平、喹硫平、利培酮和帕利哌酮的代谢（即降低血药浓度） 苯妥英和苯巴比妥会加速氟哌啶醇、氯氮平和阿立哌唑的代谢（即降低血药浓度） 拉莫三嗪会降低阿立哌唑和喹硫平的血药浓度，增加奥氮平的血浆浓度 如果奥氮平与丙戊酸钠一起服用，则会增加中性粒细胞减少症的风险 如果氯氮平与卡马西平合用，血液学不良反应的风险会增加
抗精神病药＋抗抑郁药	三环类抗抑郁药会增加心律失常的风险 5- 羟色胺选择性重摄取抑制剂和文拉法辛可增加氯氮平和氟哌啶醇的血药浓度 氟西汀会增加氯氮平、氟哌啶醇、利培酮和珠氯噻醇的血药浓度 吩噻嗪类和氯氮平与三环类药物合用时抗毒蕈碱不良反应的风险增加

（四）注意事项

理想情况下，应该只开一种抗精神病药，通常不建议同时开两种以上的抗精神病药。但是，如果需要两种抗精神病药，则应在患者病历中清楚地记录此类处方的基本原理。应定期监测患者的不良反应和药物相互作用的影响。如果有必要开出两种以上的精神药物，建议采用以上两种意见。

说明性案例研究 17-1

> 约书亚是（Joshua）一名患有轻度 ID 的 30 岁男性。他与母亲住在一起，能照顾自己的基本需求，并能自己外出。他的语言能力很好，但有听力障碍，戴着助听器。他在 21 岁时被诊断为精神病，因此长期以来一直在服药。有时，他拒绝服药，变得易怒，并孤立自己。最近他再次在服用药物方面变得反复无常，并被发现携带刀具。当被问到时，约书亚说有人跟着他，他拿刀来保护自己。对症状的进一步了解表明，他还听到有人要伤害他。他不按时服用抗精神病药，因为他很难记住吃药，而且有震颤和运动障碍的不良反应。经过检查，医师将他的抗精神病药改成了二代药，还对使用长效用药进行了讨论。社区护士紧密合作，以提高患者的依从性，并教育约书亚不遵医嘱的后果。通过充分的信息共享，使用易于理解的药物宣传单，约书亚同意改用长效药物，这样他就不必记住服用他的药片。

五、成年 ID 患者的精神分裂症和其他精神病的药物治疗（流程 17-1）

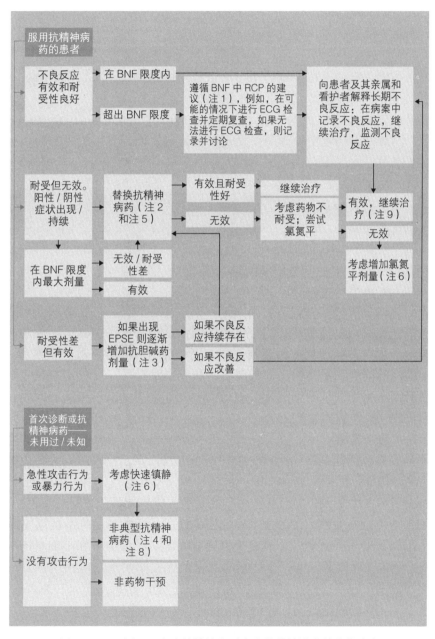

流程 17-1　成年 ID 患者的精神分裂症和其他精神病的药物治疗

注1：大剂量抗精神病药的使用

2006年，英国皇家精神病医学院就大剂量抗精神病药的使用发表了共识声明。英国皇家精神病医学院提供了有关使用高于BNF剂量的抗精神病药的建议。

注2：抗胆碱药

抗胆碱药的处方不应超过4周。如果患者需要定期使用抗胆碱药或使用超过4周，可能表明药物不良反应会持续存在，需要改变剂量或更换药物。如果一个正在接受非典型抗精神病药治疗的患者用抗胆碱药，这在临床上是不合理的，临床医师应该考虑改用其他非典型药物。

如果抗精神病药的锥体外系不良反应（extrapyramidal side effects，EPSE）很严重，那最好将药物更换为耐受性更好的药物，而不是用抗胆碱药。抗胆碱药应逐渐停用。

注3：抗精神病药的功效

非典型抗精神病药在治疗阳性症状方面与典型抗精神病药有一样的功效。已发现氯氮平可有效治疗难治性精神病和阴性症状。还发现利培酮、喹硫平、氨磺必利和奥氮平可用于治疗阴性症状。药物的选择应在权衡不良反应后进行，包括EPSE、代谢不良反应和其他不良反应。

注4：更换抗精神病药

关于如何更换抗精神病药尚无共识。应该注意的是，抗精神病药可能会产生胃部不良反应，尤其是具有固有毒蕈碱活性的药物。许多抗精神病药具有较长的消除半衰期，特别是在长效制剂中。更换药物可能需要数周或数月。BNF提供了换药的同等剂量指南。如果对各种抗精神病药的不良反应有所了解，就可以在药物不耐受的情况下替换为有效药物。如果患者有不依从的问题，请考虑使用长效抗精神病药。

注5：增强策略

增强策略包括锂剂治疗精神分裂症状，卡马西平治疗攻击行为，丙戊酸钠治疗情绪障碍等。如果对两种不同的抗精神病药没有反应，请考虑使用氯氮平。由于血液学不良反应和药物相互作用，氯氮平不应与卡马西平同时使用。

如果增强策略失败，请考虑未经证实的疗法（证据不足且不良反应增加），例如：①氯氮平和舒必利。②氯氮平和阿立哌唑。③氯氮平和小剂量的利培酮或氨磺必利或氟哌啶醇。④一个疗程的电休克疗法。

在可能的情况下，治疗策略应征得患者的同意。治疗应记录在患者病案中，并持续3～4周的固定时间，并经常进行评估。

注6：特殊患者群体

与典型的抗精神病药相比，服用非典型抗精神病药的患者出现急性EPSE的短期不良反应的风险较低，尽管一些非典型药物在这方面比其他药物要好。

即使服用低剂量的抗精神病药，老年人也容易出现锥体外系症状，尤其是在使用典型的抗精神病药时。长期使用非典型抗精神病药会产生代谢不良反应。在给特定患者群体开药时应考虑这些特点（表17-2）。

注7：治疗时间

治疗的持续时间取决于患者的反应。第一次发作后，最好使用一种抗精神病药治疗，至少维持2年无症状。

表 17-2 特殊患者群体精神分裂症的药物治疗

特殊患者群体	精神分裂症的药物选择
孕妇	·如果可能的话，在怀孕的前3个月避免使用任何抗精神病药 ·大多数的经验是使用氯丙嗪、氟哌啶醇和三氟拉嗪 ·在英国奥氮平被广泛使用于围生期 ·如果有高催乳素血症的症状，避免使用利培酮和氨磺必利
哺乳期妇女	·除非绝对必要，否则应避免所有抗精神病药 ·氯丙嗪似乎是最安全的，但会导致婴儿嗜睡 ·如果必须用药，舒必利和奥氮平是最佳选择
青年和中年男女	·奥氮平、利培酮、喹硫平或氨磺必利 ·监测体重增加和高催乳素血症，尤其是利培酮和氨磺必利 ·如果有高催乳素血症症状，避免使用利培酮和氨磺必利 ·对有急性肌张力障碍或其他EPSE并服用其他抗精神病药的患者使用喹硫平
老年男性和女性	·低剂量的奥氮平、利培酮或氨磺必利 ·缓慢开始并缓慢增加，同时经常监测不良反应 注意：药品安全委员会警告——老年精神分裂症患者使用奥氮平或利培酮、喹硫平和阿立哌唑治疗时的脑血管不良事件风险增加
肥胖人群	·避免使用奥氮平、氯氮平和氯丙嗪 ·倾向使用阿立哌唑或氨磺必利
癫痫患者	·氨磺必利、阿立哌唑、氟哌啶醇、三氟拉嗪和利培酮是首选 ·奥氮平、喹硫平和舒必利可能是安全的 ·尽可能避免使用氯丙嗪和氯氮平 ·使用长效制剂时要格外小心

说明性案例研究 17-2

阿耶莎（Ayesha），23 岁，在过去的 5 年中一直生活在一个寄宿家庭。她患有中度 ID 和癫痫。她能运用单词和一些短句。她可以表明她的需求，但在个人护理方面的需要帮助。看护者必须慢慢说话并重复单词才能与她交流。在过去的几周里，她出现了一系列异常行为，她被转诊给了当地的 ID 精神病医师。她表现为有一段时间变得焦躁和易怒，睡眠和食欲不佳。有时，她还跑出卧室，说卧室里有一只"猫"，她非常害怕。

在社区护理团队的参与和帮助下，精神科医师完成了全面的精神评估。从看护者和家庭成员那里获得了相关信息，他们表示这种行为对她来说是不正常的，而且不是典型的癫痫发作症状。她的姨妈有精神分裂症发病史。护士在寄宿家庭和日间中心进行了一系列的行为观察，以确定具体的前因后果，但没有出现特别的触发因素。身体检查正常，血常规检查和 ECG 在正常范围内。医师将其诊断为首次发作的精神病，并在 MDT 各成员的参与下设计了一套干预方案。

阿耶莎对氨磺必利（见表 17-1）反应良好，该药以低剂量开处，并逐渐增加剂量，并密切监测不良反应和对癫痫控制的影响。医师向看护者提供了有关预期效果和可能的不良反应的信息，社区护士在治疗的初始阶段定期访问。阿耶莎很快表现出躁动减少，这与睡眠改善和积极参与日间中心的活动有关。1 个月内，她没有再看到猫。经过几个月的治疗，她的行为完全稳定下来。

主要建议摘要

（1）只有在以证据为基础的策略失败后，才应考虑使用大剂量的抗精神病药，并作为一项严密监测的治疗试验。

（2）开具大剂量药物（单药或组合药）应由受过全面培训的精神病学家进行的个人风险 - 效益评估后再做出明确的决定。在此之前应该与更广泛的临床团队、患者和患者代理人（如果有患者希望他们在场的话）协商。

（3）高剂量处方的决定应记录在案例说明中，包括策略的风险和收益、目标，以及何时和如何评估结果。

（4）剂量应以相对较小的增量递增，并留出足够的反应时间，在超过大剂量阈值后也是如此。在更换药物之前，可以给予最大耐受剂量至少 3～4 周。应定期检查 PRN 药物的使用。

（6）在开具大剂量处方前，应考虑可能存在的大剂量药物禁忌证。

（7）在开大剂量抗精神病药时要考虑可能的药物相互作用。

（8）在开具大剂量抗精神病药的处方前，应进行 ECG 检查，以确定基线并排除心脏禁忌证，包括长 QT 综合征。几日后应复查 ECG，然后在大剂量治疗的早期每 1～3 个月复查 1 次。ECG 应根据临床需要进行复查。如果由于患者无法合作而无法进行 ECG 检查，则应将其记录在患者病案中。

（9）对于治疗耐药的精神病，在采用大剂量的抗精神病药治疗之前，应该尝试所有有证据基础的治疗方法，包括使用氯氮平。

使用大剂量药应作为治疗耐受性精神分裂症的有限治疗试验，除非临床效益超过风险，否则应在 3 个月后将剂量减回常规水平。

说明性案例研究 17-3

　　查尔斯（Charles）是一名患轻度 ID 的男性，25 岁。在过去的 7 年里，他一直宅在家中。他在一般情况下很开心，可以独立旅行。他有口吃，但可以通过其他方式进行合理的沟通。

　　最近，查尔斯与工作人员接触时容易被激怒，沉默寡言，而且他的吸烟量也大大增加。几日后，他开始整夜坐在休息室里看电影，把音量开得很大。随后，他开始出现攻击性行为，工作人员观察到他似乎正在和一个看不见的刺激物说话。他的母亲有"心理健康问题"的病史。查尔斯曾"误入歧途"并吸过大麻，但他否认目前吸大麻。全科医师将他转介到 ID 精神病学服务机构做进一步评估。

　　问题：

　　（1）诊断的可能性是什么？

　　（2）在药物治疗方面有哪些选择？

　　（3）可以使用哪些其他治疗策略？

参考文献

1. Cooper SA, Smiley E, Morrison J, Williamson A, Allan L. (2007) Mental ill-health in adults with intellectual disabilities: prevalence and associated factors. The British Journal of Psychiatry 190:27–35.

2. Morgan VA, Leonard H, Bourke J, Jablensky A. (2008) Intellectual disability co-occurring with schizophrenia and other psychiatric illness: population-based study. The British Journal of Psychiatry 193:364–372.

3. Taylor D, Paton C, Kapur S. (2012) The Maudsley prescribing guidelines in psychiatry. 11th edition. London: Wiley-Blackwell.

延伸阅读

1. Duggan L, Brylewski J. (1998) Antipsychotic medication for those with both schizophrenia and learning disability (Cochrane review). In: Cochrane library, Issue 3, Oxford: Update Software.

2. Duggan L, Brylewski J. (1999) Effectiveness of antipsychotic medication in people with intellectual disability and schizophrenia: a systematic review. Journal of Intellectual Disability Research 43:94–104.

3. Michael J. (2012) Owen intellectual disability and major psychiatric disorders: a continuum of neurodevelopmental causality. The British Journal of Psychiatry 200:268–269.

4. National Institute for Health and Care Excellence. (2009) Schizophrenia: core interventions in the treatment and management of schizophrenia in adults in primary and secondary. NICE guidance CG 82. www.nice.org.uk/cg82 (accessed 8 January 2015).

5. Palucka AM, Bradley E, Lunsky Y. (2008, April) A case of unrecognized intellectual disability and autism misdiagnosed as schizophrenia: are there lessons to be learned? Mental Health Aspects of Developmental Disabilities.

6. Welch KA, Lawrie SM, Muir W, Johnstone EC. (2011) Systematic review of the clinical presentation of schizophrenia in intellectual disability. Journal of Psychopathology and Behavioral Assessment 33(2):246–253.

第十八章　饮酒障碍

Helen Miller

National Deaf Service，South West London and StGeorges Mental Health NHS Trust，Springfield University Hospital，London，UK

> 在一般人群和精神病患者中"药物滥用"的增长似乎可以反映出，智力障碍患者中过度使用酒精和药物情况也呈现增长趋势。
>
> 塔格特等（Taggart，2006）

一、定义

饮酒是一个连续性的过程，在"社交"性饮酒和"问题"性饮酒之间没有明确的界限。随着平均饮酒量和酒精中毒数量的增加，相关的医疗和心理社会问题也不断增加。ICD-10（WHO）将饮酒障碍定义为"急性中毒""有害使用"和"依赖综合征"。"有害使用"是指已经造成身体或精神健康损害，但不符合依赖性标准的饮酒模式。

依赖性诊断

> **在过去 12 个月中，至少具备以下 3 个标准：**
> · 强迫性饮酒
> · 戒断症状
> · 耐受性
> · 饮酒控制障碍
> · 对其他兴趣爱好缺乏兴趣
> · 尽管有害健康仍继续饮酒

二、临床表现

表 18-1 列出了患有饮酒障碍的 ID 患者的常见临床表现。

表 18-1　在 ID 患者中饮酒障碍的常见临床表现

表现	关键联系
攻击性	·言语攻击比身体攻击更常见 ·对护理人员、其他服务用户或民众的身体攻击 ·暴力行为 ·与品行障碍及 ADHD 有关，尤其是合并症的情况 ·毁坏财产
心理健康问题	·饮酒时伴有自杀意念 ·情绪变化不稳定 ·更容易患有并发性精神健康问题，尤其是精神疾病或心境障碍
危险行为	·自杀企图 ·自伤行为 ·意外和伤害，特别是道路交通意外 ·打架斗殴 ·高危性行为
剥削	·性、生理、经济和心理上的剥削 ·女性更容易受到剥削 ·女性可能对醉酒的陌生男性提出性骚扰指控
难以维系关系	·与护理人员和家庭成员发生争吵 ·在维持积极关系上出现问题 ·社会判断力差 ·可能会与批评他们饮酒的护理人员和家庭成员断绝来往，且喜欢与其他患有饮酒障碍的人交往 ·友谊可能是不平等的，ID 患者可能在经济上或性方面受到剥削
日常生活缺失	·较少出勤日间中心、学院或支持性就业活动 ·失去动力和协作能力 ·可能会出现社会孤立 ·可能忽视自我照顾，不注意食宿
使用其他药物	·吸烟最为常见 ·在患有 ADHD 的青少年（尤其是患有并发障碍的青少年中）中，吸烟是饮酒障碍进一步发展的危险信号 ·饮酒的同时服用非法药物和处方药物
生理健康问题	·酒后至急诊就诊 ·癫痫活度增加 ·与普通 ID 患者相比，感觉障碍的患病率增加 ·性病与 HIV ·心血管、呼吸系统、胃肠道和神经上的问题 ·自我轻视和不良饮食 ·难以参加健康教育和帮助活动 ·牙列状况以及口腔卫生较差
联系警察 / 法律部门	·与犯罪行为相关 ·与入院专科医院关联 ·反社会行为和入店行窃等常见犯罪行为 ·男性多于女性

年轻男性、患有轻度至临界值的 IQ 和精神健康问题（包括 ADHD）以及独居的成年 ID 患者特别容易患上饮酒障碍。ID 患者也容易受到许多因素的影响，且已证明这些因素是使一般人群患上饮酒障碍的风险因素。表 18-2 表现了以上内容。

表 18-2　患上饮酒障碍的风险因素

风险因素	描述
精神疾病	· 相较于一般人群，患有精神疾病的人群中饮酒障碍的患病率更高（社区人群为 8%～15%，而住院患者高达 49%） · 相较于一般人群，ID 患者中精神疾病的患病率更高 · 当成年的精神疾病患者出现饮酒障碍时，其从使用到滥用或到依赖转变更为迅速 · 酒精滥用的成年 ID 患者患有精神健康问题的概率更高（在同一社区样本中占 39%） · 饮酒障碍和精神疾病中，有一种可能是原发性的，并因此患上另一种继发性疾病，也可能是饮酒障碍和精神疾病双重原发性诊断
性虐待经历	· ID 患者易遭受性虐待 · 在一般人群中，有性虐待史的成年人患有饮酒障碍的比例增加 · 相较于未遭受虐待的饮酒障碍患者，有性虐待史的患者往往更年轻，开始饮酒的年龄更小或有酒精滥用的家族史，并且与酒精相关的问题也更多
贫穷和社会排斥	· 这两项均为酒精使用的风险因素，ID 患者容易受到这两种因素的影响
ADHD	· 这是患上饮酒障碍的一个主要风险因素，特别是并发品行障碍时 · ADHD 预测饮酒障碍的发病年龄更早，从使用到滥用或到依赖转变更快，患有饮酒障碍的持续时间更长

说明性案例研究 18-1

　　汤姆（Tom）是轻度 ID 患者并患有情绪障碍，正在集体之家工作人员的帮助下服用处方药物。他有酗酒行为，且酗酒时会疏于自我照顾，情绪不稳定，并伴有自残的想法。在酗酒期间，他破坏了自己的卧室，对工作人员表现出攻击性和对抗性行为，有自伤行为且服用过量止痛药，并在酒精中毒时挂急诊。有一次，他在服用过量止痛药后拒绝就医，并攻击和威胁在家照顾他的护理人员。

　　露丝（Ruth）是中度 ID 患者，她和家人住在一起。但在心爱的侄女去世后，她的饮酒量日益增加。她现在拒绝去日间中心，整日在当地的公园里和她的一群所谓新"朋友"喝酒。她的社区 ID 小组担心她的新"朋友"是暂时性酒精和药物滥用，并正在经济上对她进行剥削。她的家人报告说，她的家庭发生争吵，而她在外面待了一整夜。

　　保罗（Paul）是轻度 ID 患者且患有偏执型精神分裂症。他的童年生活贫困且遭受虐待，现在处于独居中，且被社会孤立。他外出买酒，然后一边看电视一边喝酒。他不洗漱，也经常不给社区小组成员开门。喝醉后他会跑到街上一边挥舞着刀子一边大喊大叫，是当地儿童霸凌的受害者。

三、患病率

表18-3列出了IQ能力水平人群的饮酒障碍患病率（来自库珀等，2007）。

表18-3　ID患者中饮酒障碍的患病率

IQ 水平	患病率 / %		
	男性	女性	总计
轻度	2.5	1.0	1.8
中度至重度	0.8	0.0	0.5
所有 IQ 水平	1.4	0.4	1.0

四、评估

饮酒障碍的治疗始于准确的识别和诊断。简单地询问患者是否饮酒或询问他们的饮酒量不足以确定他们是否过量饮酒。单次酒精筛查问卷（The Single Alcohol Screening Questionnaire，SASQ）包括这样一个问题："不限场合的情况下，你上一次喝6单位或8单位（女性6单位，男性8单位）（译者注：在英国，一个单位的酒精指8 g纯酒精）的酒精是什么时候？"回答"最近3个月内的某个时候"为得分项，应给予其和护理人员简短的信息和建议。

当询问ID患者的饮酒量时，可以询问他们喝的什么酒。让他们向你展示他们饮用的酒，例如，让他们保留空瓶或空罐给你看。然后问他们一次喝多少这种酒，可以计算饮酒单位的数量。成年ID患者难以理解单位的概念，可用图形表示。获取酒精史时，来自家庭成员和专业护理人员的信息非常有帮助。

对饮酒的评估应涵盖以下领域：

> 酒精使用包括：
> 　消费（饮酒史和最近的饮酒模式，使用饮酒日记，间接信息）
> 　依赖性
> 　酒精相关的问题
> 其他药物使用
> 生理健康
> 心理和社会问题
> 认知功能（任何改变迹象）
> 对酒精及其影响的认识，以及为改变做出的准备

说明性案例研究 18-2

> 　　本（Ben）是轻度 ID 患者，住在临时住处。他的妻子聪明能干，但是她去世了，之后他开始酗酒并无法控制自己。他拖欠租金，还允许在街上认识的无家可归的朋友住在他的公寓里，导致财产严重损失，因此被房东赶出家门。在他试图跳桥后，ID 服务部门注意到了他。
>
> 　　ID 小组与当地戒酒小组联络，让本在戒酒服务中心进行了为期 4 周的住院解毒治疗，之后他出院接受 SSRI 治疗，并由社区戒酒小组和 ID 小组的顾问跟进。ID 小组帮助他找到长期住所并提供其他的帮助，该外联组织为他提供帮助，支持他进行日常生活活动，并且重建他的社交网络，远离他在街上遇到的、经常向他借钱并鼓励他喝酒的朋友。1 年后，他开始谈论失去伴侣的情感影响，并开始丧亲咨询治疗。

五、治疗

治疗目标因饮酒障碍的严重程度而异（表 18-4）。对于没有显著合并症的有害饮酒和轻度依赖性饮酒，如果有良好的社会支持，则可以恢复到安全水平的饮酒。对于重度酒精依赖或酒精滥用，并有严重的心理或生理合并症的患者，戒酒是最理想的目标，但如果他们不愿意戒酒，在治疗时考虑减少伤害，以鼓励他们戒酒。

在任何情况下，家庭和护理人员对治疗计划和治疗策略的积极参与都十分重要。

六、药物作用

药物可用以减轻戒断症状和阻止发展成更严重的症状，如震颤、谵妄。苯二氮䓬类药物和抗癫痫药是最常用的药物。

成年 ID 患者的中度至重度戒断症状因以下情况更加复杂：

- 沟通问题。
- 获取关于饮酒量和饮酒模式，以及当前和过去戒断反应的准确信息。
- 出现生理和精神合并症的频率。
- 缺乏合适的调查问卷和测量工具。
- 同意接受治疗的能力受损。

　　因此，建议多学科小组参与该群体的戒酒计划，并寻求戒瘾专家的帮助。本地 ID 服务机构可能更支持其服务使用者在本地戒酒病房接受戒酒治疗，而非尝试在 ID 患者住院的机构进行戒酒，因为后者在戒酒方面经验较少。住院时间应至少为 2～3 周。

表 18-4　成年 ID 患者饮酒障碍的治疗

项目	描述
1. 鉴别	· 向所有饮酒者和护理人员询问其酒精使用情况 · 了解高危人群 · 注意与酒精有关的行为或生理问题 · 使用问卷（如 SASQ）和图片来表明饮酒单位
2. 简短干预	· 对于安全饮酒给出简单的建议，例如，每日饮酒不超过 3 杯，一周戒酒 3 日 · 用相关权威资料加强口头建议的有效性
3. 与社区戒酒小组联合工作	· 社区戒酒小组评估该患者及其成瘾情况，并设计治疗方案，分配一名专门人员。他们与当地的志愿组织有良好的联系 · 社区戒酒小组可能对成年 ID 患者对酒精的现有知识有过高的假设，因此导致他们的方案和小组工作在开始时难度大，成年 ID 患者可能难以理解书面资料 · ID 小组可以在与 ID 患者相关的问题上为社区戒酒小组提供支持
4. 进行戒断治疗	· 其目的是减轻不适，预防或治疗并发症，以及为康复作准备 · 诊断和治疗医疗共存问题（全面体检，检查肝功能和全血计数） · 可能需要检查尿素和电解质，以及注意液体和电解质恢复 · 硫胺素（每日 50 ~ 100 mg，口服或肌内注射给药）和多种维生素以预防酒精相关神经功能紊乱的发展
5. 轻度或中度戒断反应	· 可能不需要药物治疗 · 通过慰藉关心、监测生命体征、现实定向疗法和护理进行治疗
6. 更严重的戒断反应	以下患者需要住院解毒和进行药物治疗： · 患有严重的内科或外科疾病 · 既往有不良戒断反应史 · 现有更为严重的戒断反应 · 每日饮酒量超过 30 单位或 15 ~ 20 单位，并有严重的精神或生理疾病和 / 或学习无能
7. 在计划护理时考虑 ID 患者的能力和支持	· 他们自己住吗？ · 他们是否有其他健康问题或行动能力问题？ · 你对他们病史的准确性有多大信心？ · 他们寻求帮助的能力如何，尤其是在紧急情况下？ · 他们能区分正常的轻度戒断和应该寻求帮助的严重问题吗？
8. 抗癫痫药	· 检查药物血液水平
9. 酒精依赖性	· 考虑使用药物以减少酒瘾
10. 动机性访谈	· 一种处理饮酒障碍患者的矛盾心理的强有力的认知行为技术 · 以一个周期模型表示动机的阶段 · 为该患者拟出一张接受治疗的利弊平衡表，以认识和处理矛盾心理及对复发进行预测 · 成功在司法环境中应用，增强了成年 ID 患者的动机、自我效能和改变饮酒行为的决心

（续表）

项目	描述
11. 对所有确诊的精神问题筛查和治疗	·抑郁症：通常在戒酒后几周内缓解；如果戒酒后抑郁症持续超过 3 ~ 4 周，考虑使用 SSRI，但要注意，对于近期戒酒患者，该治疗可能会加重患者常见的震颤、焦虑和失眠，如果联合饮酒障碍的治疗一起进行则会更有效。饮酒障碍与自杀关联，因此需密切监测自杀风险 ·焦虑和失眠：戒酒后可能会持续数月，并可能导致早期复发。如果戒酒后该症状持续超过 3 ~ 4 周，则考虑接受以下治疗： 　——苯二氮䓬类药物可抑制焦虑，但会使精神运动技能受损，产生依赖性和过量风险（如与酒精结合则致死可能更大），对酒精和苯二氮䓬类药物的依赖性与抑郁症状的加重有关，可能比单独的酒精依赖症状更难治疗；地西泮、劳拉西泮和阿普唑仑的滥用可能性大于氯氮䓬和奥沙西泮 　——丁螺环酮：镇静作用不如苯二氮䓬类，不与酒精相互作用而损害精神运动技能，没有滥用可能性，可以减轻依赖患者的焦虑，对焦虑初始分数高的人表现更好，但对患有焦虑的重度酒精依赖患者的疗效与对照剂相同 ·社交恐惧症：不经治疗可能会使饮酒障碍长期存在，以认知行为疗法单独治疗或联合 SSRI 疗法进行治疗
12. ADHD	·不经治疗可能会阻碍饮酒障碍的治疗 ·精神兴奋剂可能是安全有效的，但有可能滥用，并且持续饮酒会限制它们的功效 ·开始时使用非刺激性药物治疗，但在非刺激性药物未获得充分应答时考虑使用刺激性药物 ·在多学科团队评估和风险收益分析的基础上决定开始服用刺激性药物，如果饮酒症状恶化或处方药物出现转移迹象，则停止服用该药 ·考虑缓释刺激性药物，因为滥用可能性较低
13. 滥用并发性药物	·吸烟：鼓励在本地戒烟支持机构的帮助下戒烟 ·联合使用阿片类：可有效治疗这两种症状；但需要注意：同时服用阿片类和酒精会增加致死率 ·联合使用刺激性药物、大麻或苯二氮䓬类药物：可有效治疗这两种症状。在使用苯二氮䓬类药物的酒精戒断方案中，最好转换为一种苯二氮䓬类药物，如地西泮，并在戒断脱瘾过程中增加剂量，在 2 ~ 3 周内逐渐恢复到原先的剂量，然后随着时间的推移慢慢减少地西泮的剂量

来源：数据来自孟德尔和希普金（Mendel 和 Hipkins，2002）。

说明性案例研究 18-3

　　乔（Joe），22 岁，是患有 ADHD 的轻度 ID 患者，在警察把他带到医院后出现症状。乔在街上对女性大喊大叫，且当她们走近他时，他变得非常不安，并且有攻击性，因此警察介入。在采访中，他说 18 岁时因停止服用精神兴奋剂而开始酗酒。他因入店偷窃酒类和暴力犯罪行为被多次拘留。在访谈中，他说他的前女友让他对女性大喊大叫，并控制他的思想。他被诊断患有偏执型精神分裂症，并根据《精神卫生法》（英国）被转移到一家安全的医院，在那里他接受酒精依赖（基于个人和动机的治疗）和精神分裂症治疗。之后他转回开放式病房，接受抗精神病药治疗并口服纳曲酮，同时寻求支持的社区安家。

药物也可用于控制饮酒，其通过使患者在饮酒时产生不愉快的感受或者通过调节神经递质系统的方法减轻酒瘾。

表 18-5 描述了药物治疗饮酒障碍的证据基础，表 18-6 概述了减少酒精戒断反应的治疗方案。

表 18-5　药物治疗在饮酒障碍患者中的作用

药物	使用与症状
酒精戒断的药物治疗	
1.苯二氮䓬类药物：作为 γ-氨基丁酸（GABA）激动剂抑制酒精戒断的高兴奋性	· 地西泮和氯氮平是最常用的减轻戒断反应的药物，因为它们具有长效作用且可被有效代谢。它们通过肝脏代谢 · 英国国立临床规范研究所（NICE，2010，2011）帮助戒断的固定或症状触发方案 · 在肝功能受损的情况下，可以考虑奥沙西泮或劳拉西泮，因为它们不是长效代谢物，积累的风险较小
2.抗癫痫药	· 卡马西平在减轻酒精戒断症状的效果方面与劳拉西泮相当，对多次出现戒断症状的患者尤为有用。NICE 指南（2010，2011）建议提供苯二氮䓬类或卡马西平治疗急性酒精戒断症状 · 丙戊酸钠作为苯二氮䓬类药物的辅助剂时效果非常好 · 相较于对照剂，加巴喷丁未显示出优势 · 卡马西平和丙戊酸钠通过肝脏代谢，丙戊酸钠可能增加肝毒性的风险，因此，考虑到饮酒障碍可能会损害肝功能，在使用这些药物时仔细监测肝功能和药物血液水平是很重要的
3.氯美噻唑	· 可作为苯二氮䓬类药物或卡马西平的替代品提供，但应谨慎使用，且根据药品特性摘要（NICE，2010）仅在住院环境中使用
控制饮酒的药物治疗	
1.酒精致敏剂	
双硫仑（戒酒硫）可以抑制乙醛脱氢酶（acetaldehyde dehydrogenase，ALDH）催化乙醛氧化为乙酸。在服用双硫仑后两周内饮酒会导致双硫仑-乙醇反应（DER）。DER 包括潮红、心率加快、血压降低、恶心、呕吐、呼吸短促、发汗、头晕、视物模糊和意识模糊。DER 持续约 30 分钟，通常是自限性的，但可能很严重，心血管性虚脱和惊厥发作是罕见的并发症。反应的严重程度随双硫仑的剂量和酒精的用量而变化	· 双硫仑：在对照研究中，相较于对照剂，其没有或有极小的优势。对于不能保持戒酒的患者来说，该药可能会有一些效果。使用者需要明白，他们必须避免所有含酒精饮食，该药物甚至可以与非处方制剂、食品和药物相互作用。一般来说，除非戒瘾专家建议，并在风险收益分析、能力评估和 ID 患者与成瘾服务机构之间密切合作的背景下，否则不建议 ID 患者使用

（续表）

药物	使用与症状
2. 减少酒精强迫作用的药物	
· 纳曲酮：阿片类拮抗剂 · 阿坎酸：氨基酸衍生物，对 GABA 和兴奋性氨基酸如谷氨酸都有影响 · 抗癫痫药 · SSRI	· 帮助戒断后尽快开始治疗 · NICE 推荐口服纳曲酮或口服阿坎酸 · 纳曲酮： ——相较于对照剂，其在促进戒酒、防止酗酒复发和减少饮酒日数方面更具优势 ——最佳疗程为 6 个月，复发时可逐渐延长 ——与认知行为治疗（CBT）或支持疗法联合使用可能更为有效 ——长效口服和注射制剂可提高收益，与阿坎酸联合用药可降低复发率（但请注意，这项研究不是完全随机的） ——开始时每日 25 mg，如果有效的话以每日 50 mg 的剂量维持 6 个月或更长时间 ——开始药物治疗后，如果 4 ~ 6 周持续饮酒，则停药 ——确保患者了解阿片类镇痛药的影响 ——每月在诊所进行身体监测检查，并建议患者在感到不适时必须立即停用纳曲酮 · 阿坎酸： ——有利于预防复发，安全性好 ——通常以 666 mg 剂量每日 3 次给药，持续给药 6 个月，如有效果则可使用更长时间 ——开始药物治疗后，如果 4 ~ 6 周持续饮酒，则停药 · 抗癫痫药：有证据表明卡马西平、丙戊酸钠和托吡酯片可以有效地治疗酒精依赖 · SSRI：有关氟西汀和西酞普兰的研究最为深入。文献表明，它们只对发病较早和依赖性较轻的人有效

说明性案例研究 18-4

　　一位患有轻度 ID 的 56 岁女士被她的成年儿子送到当地 ID 服务机构照料。多年来，她一直大量饮酒，尽管多次住院戒酒，但她戒酒的时间从未超过几个月或也从未完全投入治疗。她过去经历过戒断性癫痫发作，并且多次因家庭暴力导致头部受伤而入院。她一直说她想继续喝酒。她的儿子报告说，她越来越健忘，并且自理能力和生活能力逐渐恶化。她的体重也减轻了。

　　问题：

（1）有哪些诊断可能性？

（2）可以尝试哪些治疗策略？

（3）在这种情况下，药物的作用是什么？

表 18-6　减轻酒精戒断症状的治疗方案

固定剂量方案（在开始方案前评估依赖性的严重程度，并相应地改变方案；用于社区和住院环境）	
日数	氯氮平剂量
1	每日 4 次给药，每次 25 mg
2	每日 4 次给药，每次 20 mg
3	每日 4 次给药，每次 15 mg
4	每日 4 次给药，每次 10 mg
5	每日 3 次给药，每次 10 mg
6	每日 3 次给药，每次 5 mg
7	每日 2 次给药，每次 5 mg
8	夜间给药 5 mg

症状触发给药方案（仅用于住院环境）

症状触发方案	症状触发方案案例
在有急性酒精戒断患者的环境中使用，这些环境可以提供 24 小时评估和监测（如住院病房），因此工作人员可以有效监测症状，而且该病房有足够的资源进行多次且安全的监测。ID 住院机构的工作人员可能没有受过适当的培训也没有经验，无法遵循症状触发的方案	第 1～4 日，根据症状（包括脉率 > 90 mmHg/min，舒张压 > 90 mmHg 或戒断迹象），每小时给予 20～30 mg 氯氮平

来源：数据来自英国国立临床规范研究所（2010）。

参考文献

1. Cooper SA, Smiley E, Morison J, Williamson A, Allan A. (2007) Mental ill-health in adults with intellectual disability. British Journal of Psychiatry 190:27–35.

2. Mendel E, Hipkins J. (2002) Motivating learning disabled offenders with alcohol-related problems: a pilot study. British Journal of Learning Disabilities 30(4):153–158.

3. Taggart L, McLaughlin D, Quinn B, Milligan V. (2006) An exploration of substance misuse in people with intellectual disabilities. Journal of Intellectual Disability Research 50(8):588–597.

延伸阅读

1. Alcohol Concern. (n.d.) Available at http://www.alcoholconcern.org.uk (accessed 8 January 2015). BILD. (n.d.) Alcohol and smoking, illustrated booklet. Available at http://www.bild.org.uk/ourservices/books/health-and-wellbeing/alcohol-and-smoking (accessed 8 January 2015).

2. Kranzier H, Ciraulo D. (2005) Alcohol. In: Kranzler H, Ciraulo D, eds. Clinical manual of addictions psychopharmacology. American Psychiatric Publishing, Washington, DC, pp. 1–545.

3. Levin R. (2007) ADHD and substance abuse update. American Journal on Addictions 16:1–4.

4. Mariani J, Levin F. (2007) Treatment strategies for co-occurring ADHD and substance use disorders. American Journal on Addictions 16:45–56.

5. Miller H, Whicher E. (2009) Substance misuse. In: Hassiotis A, Barron A, Hall I, eds. Intellectual disability psychiatry: a practical handbook. John Wiley & Sons, Inc., Hoboken, NJ.

6. National Institute for Health and Care Excellence. (2010) Alcohol-use disorders: diagnosis and clinical management of alcohol-related physical complications. NICE guidelines CG100. Available at www.nice.org.uk/guidance/CG100 (accessed 8 January 2015).

7. National Institute for Health and Care Excellence. (2011) Alcohol-use disorders: diagnosis, assessment and management of harmful drinking and alcohol dependence. NICE guidelines CG115. Available at www.nice.org.uk/guidance/CG115 (accessed 8 January 2015).

8. National Institute for Health and Care Excellence. (2010) Alcohol-use disorders: sample chlordiazepoxide dosing regimes for use in managing alcohol withdrawal. Available at http://www.nice.org.uk/nicemedia/live/13337/53105/53105.pdf (accessed 16 February 2015).

第十九章 人格障碍

Regi Alexander[1] & Sabyasachi Bhaumik[2, 3]

[1]*Partnerships in Care，Norfolk & Norwich Medical School，University of East Anglia，Norfolk，UK*
[2]*Leicestershire Partnership NHS Trust，Leicester，UK*
[3]*Department of Health Sciences，University of Leicester，Leicester，UK*

> 与边缘型人格障碍一起生活就像生活在地狱一般，这个过程很艰难、很可怕，同时充满激情或愤怒，或者介于二者之间。
>
> borderlinelife.tumblr.com/

一、定义

ICD-10 或 DSM-Ⅳ定义的人格障碍大致分为三大类：戏剧型（包括边缘型、反社会型、表演型和自恋型）、古怪型（包括偏执型、精神分裂型和分裂型）和焦虑/恐惧型（包括强迫型、童年型和依赖型）。

二、智力障碍患者的特定要点

智力障碍（ID）患者的人格障碍诊断是一个有争议的问题。导致这种情况的原因包括：沟通困难，难以获得诊断所需的信息；患者的 ID 或其他发育障碍（如孤独症谱系障碍与某些人格障碍标准）特征之间的重叠；缺乏有效和可靠的工具；各种分类系统采用标准的差异；精神疾病及某些人格障碍中短暂性精神病性和情感性症状的重叠。目前，相关专业领域已对患病率数据的多变性及有关诊断可靠性和有效性的问题进行了广泛审查和讨论。无论争议如何，人格障碍诊断似乎仍然具有临床相关性，因为它可能影响患者对社区安置的接受度、预测之后的精神疾病、确定转诊至专科治疗的比例，影响治疗模式并影响长期治疗结局。由于在重度障碍患者中做出该诊断存在困难，诊断应仅限于轻度至中度的 ID 患者，已成为共识。采用这些参数，发现社区 ID 服务机构接触诊断的人群中的患病率约为 7%，而司法健康服务机构诊断的人群中患病率为 49% ~ 59%。

三、综合精神病学中人格障碍的药物治疗

虽然还没有经许可专门用于治疗人格障碍的药物，但在临床上治疗该疾病的药物已得到广泛应用。

确立任何药物对人格障碍的疗效，需要满足4个严格的条件。包括：

（1）该治疗应仅对人格障碍有效（即，独立于并发症）。

（2）应使用随机对照试验（RCT）的方法确定疗效（尽管使用该方法治疗人格障碍存在内在困难）。

（3）由于没有确定的药物治疗，使用上述方法对治疗方法进行检测时，药物疗效必须优于对照剂。

（4）鉴于人格障碍的病程较长，治疗应显示至少6个月的疗效证据。

可以公平地说，目前没有药物治疗能满足上述所有标准。然而，由于人格障碍患者会（对自己和他人）造成的破坏和困扰，他们通常会使用精神药物治疗。心理健康领域药物治疗的常规方法一般是基于临床诊断。这一方法通常效果很好，特别是如果正在治疗的综合征是明确的精神疾病。第二种方法是"基于症状"。这一方法在人格障碍领域非常有效，其原因也得到阐明。

四、综合成人精神病学：基于人格障碍诊断的药物治疗

（一）戏剧型患者：边缘型人格障碍

两项早期无效对照剂RCT显示，使用低剂量氟哌啶醇和低剂量硫代噻吩可有效减少典型的边缘性行为和相关症状，包括抑郁症。但是，后续研究的结果并不明确。症状改善不会持续16周以上，即使在小剂量下，也存在依从性差和不良反应的问题。有RCT证据表明，奥氮平对除抑郁以外的边缘性症状改善优于对照剂，对边缘性人格的整体改善优于对照剂。一项RCT显示氟西汀在降低愤怒方面优于对照剂，另一项RCT显示5-羟色胺选择性重摄取抑制剂（SSRI）可降低冲动和故意自我伤害行为。比较三环类药物（主要是阿米替林）与对照剂或其他药物的研究得出了不同的结果，这一结果难以解释且得出结论。存在一种以上的边缘型人格障碍时，不同的类型对不同的治疗有反应。单胺氧化酶抑制剂（MAOI）如苯乙肼和反苯环丙胺可能有效。

（二）戏剧型患者：反社会型人格障碍

根据案例报道，对于该类型患者已多年推荐使用低剂量抗精神病药（包括长效制剂）。20世纪70年代的两项研究表明，锂盐可降低这类患者的愤怒和冲动，但研究结果尚未得到证实。

（三）古怪型患者

关于抗精神病药或其他精神药物治疗该组患者的有效性证据非常少。

（四）焦虑、恐惧人群

解释这些人格障碍的数据存在困难，因为该组中以情绪状态——焦虑为主，药物的疗效很可能是其对情绪而非人格影响的结果。还有一个诊断重叠的问题：焦虑性（回避性）人格障碍和社交恐惧症之间的重叠最为突出。一般抗抑郁药在治疗上有一定价值且应用广泛。也可使用苯二氮䓬类。

五、综合成人精神病学：基于人格障碍主要症状域的药物治疗

基于症状域的人格障碍药物治疗方法的基本原理已得到充分阐明。这种方法的核心理论基础大部分源于克罗宁格（Cloninger）等人所倡导的气质 - 性格 - 智力（temperament-character-intelligence，TCI）模型（1993）。这一方法已在 APA 最近的指南中关于边缘型人格障碍治疗的研究得到应用。以这种方式确定的人格障碍的目标症状域是：

（1）行为控制障碍，包括情感攻击行为、掠夺性攻击行为、器质性攻击行为和发作性攻击行为。

（2）情绪失调，包括情绪不稳定和抑郁 / 焦虑 / 精神病性症状。

已经提出了这些领域中每个领域的首选药物以及禁忌药物。

六、ID 精神病学：人格障碍的诊断和治疗问题

关于该领域药物治疗的已发表文献非常有限，主要限于病例系列或小型回顾性调查。某病例系列报告了 20 名患有人格障碍的智力障碍罪犯。除其他方法外，70% 患者的治疗方案为药物治疗。使用的药物包括镇静剂、性抑制剂、催眠药、抗焦虑药和抗抑郁药。未提及更多详情。总体而言，85% 的病例对治疗项目的反应良好或一般。另一份报告描述了 2 例病例，1 例为偏执型人格障碍，另 1 例为强迫型人格障碍。药物治疗是综合治疗方案的一部分，前者使用了低剂量抗精神病药（未提供详细信息），后者使用了 SSRI（氟伏沙明）。总体治疗应答良好。在 3 例边缘型人格障碍系列病例中，2 例病例使用了奥氮平，另 1 例病例使用了氟西汀 - 双丙戊酸钠复方制剂。药物治疗也可以结合心理治疗或行为策略。一项边缘型人格障碍治疗的四阶段模型被提出［威尔逊（Wilson），2001］。该作者报告了一项病例研究，证明了该模型在 48 岁女性中的疗效。该病例的药物治疗包括文拉法辛、曲唑酮、卡马西平、利培酮和劳拉西泮。一项关于 ID 患者使用氯氮平的回顾性研究描述了 3 例人格障碍患者接受了药物有效

治疗。已有许多研究描述氯氮平用于 ID 各种行为问题（包括攻击性和自我伤害）的治疗，更多详细信息见本章结尾处的参考文献列表。在对 ID 患者门诊样本中人格障碍药物治疗的审查中，探索了治疗的主要症状域。48% 的患者出现认知知觉（精神病样）症状；79% 的患者出现情感失调症状；97% 的患者出现行为失控、冲动和攻击行为症状；34% 的患者出现焦虑症状；52% 的患者出现自伤行为。正如预期，在该审查项目中大多数患者具有两个或多个疾病域的特征：3 个患者出现所有 5 个症状域的特征（10%），10 个患者出现 4 个症状域的特征（34%），6 个患者出现 3 个症状域的特征（21%）和 5 个患者出现 2 个症状域的特征（17%）。ID 人格障碍药物治疗的流程遵循"针对主要症状域"的方法。从这个意义上说，该方法是对综合精神病学中类似方法的改编。这里提出的不同领域是不言而喻的，它们并不是相互排斥的，它们之间必然有相当程度的重叠。因此，对于同一个患者，临床医师可能需要应用该流程图的不同分支。关于人格障碍药物治疗的观点仍然是一个"受意见支配而不是事实支配的模糊区域"。当涉及 ID 时，治疗方式也延续应用了这个观点。尽管有这些限制，本章在结构化和系统化的理论框架内对精神药物在这一人群中的使用进行了初步研究。也许值得安慰的是，蒂勒（Tyrer）在 1998 年指出，"目前人格障碍的药物治疗就像在浓雾中跟随标记的痕迹——只看到前方很短的一部分，但感谢任何正在进行的指导"（蒂勒，1998）。建议采用以下审查标准对该组中精神药物的使用进行监测：

（1）应在病例记录中记录患者的多方位诊断。

（2）药物治疗应仅作为多学科综合治疗的一部分。

说明性病例研究 19-1

伊丽莎白（Elizabeth）是一名 30 岁的女性，具有轻度 ID 和长期的行为问题史，包括对他人和财产的攻击性行为、自我伤害的威胁和行为、反复入住急症室。从童年后期开始，她遭受父亲的性虐待，母亲则给她带来抛弃感。从十几岁起，她就被卷入了一系列与年长男性的虐待关系中。她曾有明显的情绪波动——期间幸福感和过度快乐及极度易怒和情绪低落交替出现——一周内可能发生数次。在压力下，这种波动可能会发生在同一日，并伴随着攻击性行为或自我伤害。她与社区 ID 团队的关系非常模糊——有时她把他们描述为她唯一的希望，有时又指责他们试图控制她的生活或没有给她足够的帮助。这种状况下伴随着自我伤害或伤害他人的危险。她偶尔会说自己在压力下听到了一些声音。详细诊断表明患者存在情绪不稳定的人格障碍。情感性症状没有达到诊断为重度心境障碍的阈值，也没有证据支持精神病的诊断。由于情感失调的特征最为突出，患者将丙戊酸钠作为心境稳定剂在 BNF 范围内使用。除此之外，她还参加了心理学系的正念课程和治疗。

（3）应记录药物治疗的主要复合症状。

（4）应在与患者讨论后确定预期改善和行为目标，并在治疗开始前记录。

（5）与患者讨论拟定治疗的原理、疗效和潜在不良反应，如适用，应与其护理人员/倡导者讨论记录。

（6）应定期进行随访，以监测这些预期变化的进展。在该随访期间，应明确记录任何症状改善、恶化或不良反应。

（7）应就患者接受药物治疗的时间长短达成一致。如果在该时间内疗效较差，应停止用药。

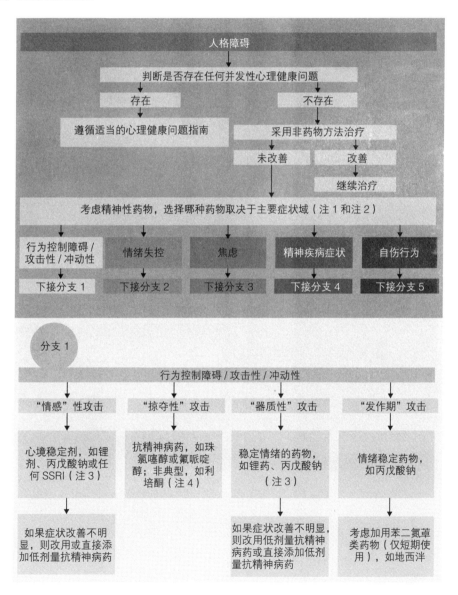

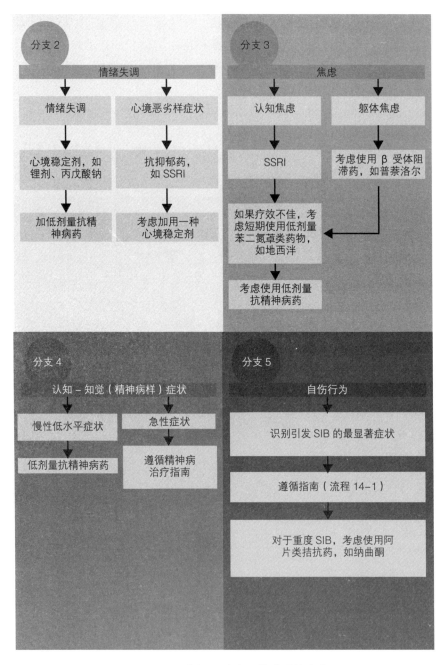

流程19-1 成年ID患者人格障碍的治疗

注1：许多作者认为，使用多种治疗方式（药物和心理）会取得较好的治疗结果。

注2：适用于ID中人格障碍的主要症状域如下。

（1）行为控制障碍 / 攻击性 / 冲动性：

1）情感性攻击：冲动、脾气暴躁、与情绪变化相关，通常 EEG 正常。

2）掠夺性侵略：敌对和残忍。

3）器质性攻击。

4）发作期攻击：通常与癫痫 / 异常 EEG 相关。

（2）情绪失调：

1）情绪波动或情绪不稳定。

2）心境恶劣样症状或情绪分离。

（3）焦虑症状：

1）主要认知焦虑。

2）主要躯体焦虑。

（4）"精神病"症状：

1）慢性低水平症状。

2）急性症状 / 故意自我伤害行为。

注 3：虽然对锂盐的使用研究较多，但在血液检测、监测等方面可能存在实际困难。因此，可能需要使用卡马西平或丙戊酸钠等药物替代。

注 4：没有足够的数据推荐一种特定的抗精神病药。尽管有一些 RCT 证据表明珠氯噻醇片的有效性，但许多临床医师可能更喜欢非典型抗精神病药，因为其不良反应更少。

注 5：APA 关于边缘型人格障碍故意自我伤害治疗指南中已对阿片类拮抗药（如纳曲酮）的使用进行了审查。

说明性病例研究 19-2

詹姆斯（James）是一名 26 岁的男性，患有轻度的 ID。他的问题始于童年后期。尽管怀疑他是 ADHD，但没有得到明确的诊断。作为一个年轻人，他的行为问题包括对人和财产的严重攻击。他对挫折的耐受性非常差，会不假思索地采取行动，有指责他人的行为，滥用酒精和非法药物，偷窃或沉迷于类似的反社会行为。詹姆斯有很多女朋友，通常是比他能力差的人，而且在争吵后他很容易对她们施暴。他感到压力时，他会听到一些声音。这种情况会持续 1~2 周，在此期间，他非常不安，忽视个人护理。

问题：

（1）有哪些鉴别诊断？

（2）应该先对哪些症状进行治疗？

（3）你选择的药物组合是什么？

（4）应如何逐渐增加药物剂量以最好地控制詹姆斯的病情？

参考文献

1. Cloninger CR, Svrakic DM, Przybeck TR (1993) A psychobiological model of temperament and character. Arch Gen Psychiatry 50: 975–990.

2. Tyrer P (1998) Medication treatment of personality disorder. Psychiatr Bull 22(4): 242–244.

3. Wilson SR (2001) A four-stage model for management of borderline personality disorder in people with mental retardation. Ment Health Aspects Dev Disabil 4: 68–76.

延伸阅读

1. Alexander R, Cooray S (2003) Diagnosis of personality disorders in learning disability. Br J Psychiatry 182(44): 28–31.

2. Alexander RT, Crouch K, Halstead S, Piachaud J (2006) Long term outcome from a medium secure service for people with intellectual disability. J Intellect Disabil Res 49(4): 305–315.

3. Alexander R, Tajuddin M, Gangadharan SK (2007) Personality disorders in intellectual disability–approaches to pharmacotherapy. Ment Health Aspects Dev Disabil 10(4): 129–136.

4. Biswas AB, Gibbons S, Gangadharan S (2006) Clozapine in borderline personality disorder and intellectual disability: a case report of four-year outcome. Ment Health Aspects Dev Disabil 9(1): 13–17.

5. Bogenshutz MP, Nurnberg HG (2001) Olanzapine versus placebo in the treatment of borderline personality disorder. J Clin Psychiatry 64: 104–109.

6. Goldberg SC, Shulz SC, Schulz PM, Resnick RJ, Hamer RM, Friedel RO (1986) Borderline and schizotypal personality disorders treated with low dose thiothixine versus placebo. Arch Gen Psychiatry 43: 680–686.

7. Hammock RG, Schroeder SR, Levine WR (1995) The effect of clozapine on self-injurious behaviour. J Autism Dev Disord 25: 611–626.

8. Hammock R, Levine WR, Schroeder SR (2001) Brief report: effects of clozapine on self-injurious behaviour of two risperidone nonresponders with mental retardation. J Autism Dev Disord 31: 109–113.

9. Kingston NY, Mavromatis M (2000) The diagnosis and treatment of borderline personality disorder in persons with developmental disability – 3 case reports. Ment Health Aspects Dev Disabil 3: 89–97.

10. Lindsay WR, Gabriel S, Dana L, Young S, Dosen A (2005) Personality disorders. In: Fletcher R, Loschen E, Sturmey P, eds. Diagnostic Manual of Psychiatric Disorders for Individuals with Mental Retardation. National Association for Dual Diagnosis, Kingston, NY.

11. Naik BI, Gangadharan SK, Alexander RT (2002) Personality disorders in learning disability – the clinical experience. Br J Dev Disabil 48: 95–100.

12. Oldham JM (2005) Guideline Watch: Practice Guideline for the Treatment of Patients with Borderline Personality Disorder. American Psychiatric Association, Arlington, VA. Available at: http://psychiatryonline.org/pb/assets/raw/sitewide/practice_guidelines/guidelines/bpd-watch.pdf(accessed 26 February 2015).

13. Salzman C, Woolfson AN, Schatzberg A, et al. (1995) Effect of fluoxetine on anger in symptomatic volunteers with borderline personality disorder. J Clin Psychopharmacol 15: 23–29.

14. Thalayasingam S, Alexander RT, Singh I (2004) The use of clozapine in adults with intellectual disability. J Intellect Disabil Res 48(Pt 6): 572–579.

15. Tyrer P (2001) Personality Disorders – Diagnosis, Management and Course. 2nd edn. Butterworth Heinemann, Oxford.

16. Verkes RJ, Van der Mast RC, Kerkhof AJ, et al. (1998) Platelet serotonin, monoamine oxidase activity, and [3H]paroxetine binding related to impulsive suicide attempts and borderline personality disorder. Biol Psychiatry 43: 740–746.

17. Zanarini MC, Frankenburg FR (2001) Olanzapine treatment of female borderline personality disorder patients: a double blind, placebo-controlled pilot study. J Clin Psychiatry 61: 849–853.

第二十章 案例研究讨论及推荐答案

Regi Alexander[1] & Sabyasachi Bhaumik[2, 3]

[1]*Partnerships in Care，Norfolk & Norwich Medical School，University of East Anglia，Norfolk，UK*
[2]*Leicestershire Partnership NHS Trust，Leicester，UK*
[3]*Department of Health Sciences，University of Leicester，Leicester，UK*

一、癫痫

一位患有孤独症和全发性癫痫的 44 岁女性患者住在辅助生活区，为了检查她的癫痫控制情况，她在你的诊所就诊。你注意到，在过去的 2 年中，你的实习医师逐渐将她的拉莫三嗪增加到每日 2 次，最多 125 mg，但未能成功控制她的强直阵挛性癫痫发作。

在进一步的病史采集中，你意识到她在没有护理人员监督的情况下，自己服药。工作人员最终设法进入她的公寓，发现她在过去 12 个月里一直在囤积药物。你安排了另一次审查，但你注意到讨论治疗依从性时她变得非常焦虑。你讨论不良反应时，她也表现得很困惑。尽管她表面上看起来说话很流利，但她很难重复你刚刚向她解释过的内容。

（一）治疗癫痫遇到的主要问题是什么？

在这种情况下，治疗依从性似乎是主要问题。虽然表面上她看起来很有能力，但可能是她难以理解提供给她的信息，包括如果拒绝治疗癫痫会带来的风险，以及抗癫痫药的益处和不良反应。

（二）这种情况下的风险是什么？

风险包括 SUDEP 和不受控制的癫痫发作造成的伤害，尤其是她独自生活，造成伤害的风险更大。因此，让社会工作者在内的多学科团队参与是至关重要的。

（三）你还会让谁参与你的治疗方案？

在她的治疗方案中，语言治疗师（SLT）可帮助她获得癫痫方面的信息这一点将是至关重要的。重要的是，这样就可以让她参与治疗方案。社区护士还可以和她建立治疗关系，从而提高她的依从性。社会工作者可以每日2次电访家庭护理人员，监督拉莫三嗪的服用，从而给予指导意见。职业治疗团队的同事对环境的适应也很重要（见下文）。

（四）非药理学方面治疗其癫痫的方法有哪些？

环境调整，如设置癫痫病床传感器及其他辅助技术，便于工作人员在非工作时间期间进入她的公寓。急救团队要确保将 SUDEP 和受伤的风险降至最低。这些方法和其他策略可以详细纳入她的癫痫护理计划或健康行动计划。

二、痴呆

布伦达（Brenda）是一位55岁的患有唐氏综合征的女性，住在一个养老院中。护理人员报告说她的个人卫生状况恶化，他们将其归因于个人护理技能的丧失。她经常在家里迷失方向，经常健忘，并指责居民偷她的东西。据护理人员说，这些变化是在她母亲6个月前去世以后被注意到的，当时她就住在这个院里。她晚上睡眠不好，有时在后花园里被看护者发现，看起来意识很混乱。检查结果显示，她有轻度的 ID，以前没有接受过相关服务，她现在已被全科医师转诊以行进一步评估。

（一）你将如何评估这个案例？

评估应遵循国家智力障碍和痴呆症实践任务组（梅奥医学中心学报，2013）描述的九步方法。这在表 5-3 和流程 5-1 的章节中进行了详细讨论，后续路径的完整描述请参考表 5-3 和流程 5-1。这里要记住的关键点是沟通困难（可能会妨碍记录病史）、因唐氏综合征导致的预先存在的认知障碍、感觉障碍和孤独症的存在，以及医学调查的困难。

（二）有哪些诊断可能性？

在诊断出痴呆症之前排除与痴呆症相似的疾病很重要，因为许多疾病会导致可逆的认知障碍，并且如果诊断正确，就可以治疗。

（1）身体健康问题——甲状腺功能减退、贫血、维生素 B_{12} 或叶酸缺乏、低血糖或高血糖、电解质紊乱等。

（2）其他脑部疾病——血肿、影响脑部的感染以及脑瘤。

（3）心理社会——丧亲之痛、与关键个人失去联系、日常活动发生变化、任何重大的生活压力事件（如性虐待或身体虐待）等。

（4）环境——对新环境的需求增加、环境中缺乏足够的刺激。

（5）感觉障碍——听力障碍、视力障碍（白内障）等。

（三）治疗方案是什么？

诊断出痴呆症后需要制订治疗方案。胆碱酯酶抑制剂是治疗认知症状的主要治疗方法。关于 ID 和痴呆症患者使用 AChE 抑制剂的完整信息请参阅表 5-4。睡眠不足和睡眠觉醒周期逆转是痴呆症的常见表现。如果有需要，必须使用适当的睡眠卫生措施和使用催眠药物（即褪黑素）进行治疗。

三、饮食

亚当（Adam）是一名 40 岁的男性，患有 ID 和唐氏综合征。他每年都去全科医师诊所做健康检查。健康检查显示他的体重正在下降。

（一）GP 的角色是什么？

评估药物治疗：

（1）身体状况检查。

（2）分析体重下降：如果体重下降低于 10%，鼓励常规饮食和吃零食，并考虑是否需要服用非处方复合维生素或非处方补充剂。如体重下降超过 10%，请咨询营养师进行全面的营养评估和建议。与护工分析体重下降的原因。

（3）询问更多关于进餐困难的根本原因。

很明显，亚当很难吃饱饭，吃饭时偶尔会咳嗽。

（二）你希望由以下人员提出哪些建议？

A. 营养师

B. ID 康复小组

营养师推荐继续坚持"食物优先"的建议（强化食物和选择高热量食物），并要求 GP 开口服营养补充剂的处方。

语言治疗师（SLT）对食物和饮料的质地进行评估并提出建议。SLT 与 GP 沟通，给亚当开具他喜欢的且符合他需要的饮料增稠剂。

职业治疗师就亚当的环境和喜好提供建议。职业治疗师可能会推荐新的餐具辅助亚当吃饭。

社区护理团队会辅助 GP 完成其制订的身体健康需求规划，并筛查痴呆症。

四、睡眠

一名患有轻度 ID 的 35 岁男子因主诉有自杀倾向，晚上只能睡 2～3 小时，被 GP 紧急转诊。这名男子的睡眠困难已经持续了 6 个月，并且与长期伴侣的关系开始出现问题，导致他不得不离开家，搬回去和母亲住在一起。他感到情绪低落，并且好几次声称要服用过量药物。

3个月前，全科医师给他开了地西泮，他开始定期服用，帮助他入睡。在接受询问时，他也承认自己偶尔会用大麻和酒精来帮助自己在夜间安定下来。即使如此，他仍在遭受失眠的折磨，现在他说他不能再这样下去了。

（一）他患有哪种类型的睡眠障碍？

他患有继发于严重抑郁症的失眠。

（二）最可能导致他失眠的病因是什么？

导致他失眠和包括自杀意念在内的抑郁症状的因素：滥用药物和酒精、经常使用苯二氮䓬类药物，以及接二连三的人际关系问题。

（三）你会如何处理这种情况，你的优先事项是什么？

应优先考虑风险评估。如有需要，患者应入住心理健康病房，以便于安全治疗抑郁发作。同时通过 MDT 参与，帮助他处理自己的社会关系，并提供心理援助，以及避免适应不良的应对策略和坚持睡眠卫生的建议。如果采取了这些干预措施，睡眠困难仍然存在，并且影响他的生活质量和幸福感，那么可能需要进行短期的催眠药物试验（参见流程 7-1）。

五、女性问题

帕梅拉（Pamela）是一名 36 岁的女性，住在养老院，患有轻度至中度 ID，表现为复杂性癫痫症和严重的挑战行为（对他人的攻击性）。十多年来，她的癫痫发作得到了相当好的控制。目前，她服用丙戊酸钠 1 g，每日 2 次，卡马西平 600 mg，每日 2 次。现在，帕梅拉仍有部分性癫痫发作，持续时间长达 60 秒，主要发生在月经前。

帕梅拉定期去当地 ID 精神病医师那里复查。她抱怨面部毛发越来越多，让她觉得非常痛苦，希望得到治疗。护理人员报告说，多年来，帕梅拉在月经期间一直情绪低落，非常易怒、好争辩且对工作人员具有攻击性。她的 BMI 为 32，血压为 140/90 mmHg。她按时服药。

（一）有哪些诊断的可能性？

（1）多囊卵巢综合征（PCOS）/临床雄激素过多症——帕梅拉有多毛症、超重（BMI 32）的特征。她从小就服用丙戊酸钠治疗癫痫症［使用丙戊酸盐的女性 PCOS 患病率增加，哈登·C（Harden C），胡·X（Hu X）］。

（2）经前期综合征和 / 或月经性癫痫——帕梅拉表现出阵发性复杂部分性癫痫发作和易怒、情绪激动、情绪低落和乳房胀痛，在月经期间尤为明显。

（3）挑战性行为可能与环境问题或 PMS 的症状有关。

（二）可以尝试哪些治疗策略？

治疗策略应包括通过教育提高员工对 PMS 和月经性癫痫的认识，在病案中详细记录帕梅拉的情绪和月经期，帮助她缓解疼痛、放松练习，并通过行为管理来治疗她的挑战行为。可以向社区团队推荐体重管理、健康饮食和积极的生活方式。

（三）在这种情况下，药物的作用是什么？

审查癫痫的药物治疗时，尤其要注意用可替代的新型抗癫痫药替代丙戊酸盐的合理性。她已经在服用乙酰唑胺治疗月经性癫痫，但她仍有短暂的复杂部分性癫痫发作。其他选择是尝试间歇性服用氯巴占 10 mg，每日 3 次或在月经期间增加抗癫痫药的剂量。

对于 PCOS 相关的代谢异常，可以考虑使用抗糖尿病药（如二甲双胍和他汀类药物）进行适当的治疗，以治疗高血糖和高胆固醇［巴吉奥塔（Bargiota）和迪亚曼蒂－坎达拉基斯（Diamanti-Kandarakis），2012）］。

六、性障碍

理查德（Richard）是一名患有轻度 ID 和癫痫症的 55 岁男子，他从十几岁起就长期住在 ID 机构中。他是一名非正式患者，是病房的"模范"居民，帮助工作人员和访客，没有发现任何行为问题。理查德每日到福利工厂工作，在那里赚取工资。他喜欢自己去当地小镇，花钱买糖果和漫画。在旅行中，他多次接近年轻的青春期男孩，为了和他们成为朋友，他向他们提供糖果和漫画。在这种情况下，他人多次向警方报案并提出指控；然而，他从未被成功起诉。每当即将出庭时，理查德都会承认自己的行为并且似乎乐于接受治疗。但之后，他很快就放弃治疗了。理查德因而在当地社区出名，并因此经历了 3 次不同场合的人身攻击。然而，他仍然坚持在无人陪伴的情况下继续他的日常郊游。

（一）有什么风险？

理查德面临着当地社区其他居民对他施以更多暴力行为和攻击的风险，他似乎不承认这种风险。或者，他与未成年男孩见面的意愿比他的安全需求更强烈。鉴于他的 ID 和行为模式，他既容易受到伤害，也会让其他人处于危险之中。

理查德的行为模式和拒绝治疗的态度，使得他的风险水平在将来发生变化的可能性极小。

（二）你将如何处理这种情况？

理查德的临床团队研究了《精神卫生法》（英国），但不认为他必须被拘留。团队还研究了《心智能力法》（英国）的作用，经过评估，他们认为理查德有能力在这件事上做出决定，并且能意识到他的行为的潜在后果，尽管迄今为止在法庭上尝试定罪都没有成功。不过，鉴于前面强调的潜在风险，并且为了尽可能最好地控制该风险，临床团队需要与许多机构合作。

（三）哪些机构应该参与，它们的作用是什么？

除了 ID 机构，主要参与者有社会关怀服务和警察，多机构工作必不可少。地区警察机关设有一个专门的团队，专门帮助患病成人。他们通过与理查德接触，就他的行为和由此给他自己和他人带来的风险与他进行进一步的对话。该小组随后与当地警察小组联系，让他们了解这些问题。多机构共同召开了一个会议，并制订了一项管理计划，即在理查德离开机构时 ID 机构会马上向警方发出警报，然后警方会搜寻他的下落。该计划对以他为目标的当地居民和试图与未成年男孩交往的理查德起到了威慑作用。ID 机构的工作人员继续帮助理查德，并在社区中为他提供支持，让他在远离危险情况的情况下从事适当的活动。随着时间的推移，他逐渐接受了这些活动。

七、孤独症谱系障碍

布莱恩（Brian）是一名患有轻度 ID 和 ASD 的男子，今年 72 岁，住在家庭护理中心，他越来越不愿意出门参加他日常的日托项目。他坚持在他的房间里整理他收集的报纸和杂志，并且时间越来越长。如果工作人员在此过程中试图与他交流，他会变得非常激动。几周后，他变得越来越喜欢夜间活动，直到凌晨 3 ～ 4 点才睡觉，然后整个上午都躺在床上。此时，布莱恩的社会工作者把他转交给社区 ID 团队进行评估和援助。

（一）有哪些诊断可能性？

该男子的行为变化可表明多种可能性。需要检查他的身体健康问题，例如，听力和 / 或视力下降、甲状腺功能减退和其他身体状况；心理健康原因可能包括抑郁、痴呆、焦虑、强迫症甚至精神病；环境因素必须考虑在内，例如，工作人员、环境设施或前往日托中心的交通工具的变化会导致严重的焦虑，以及某些环境中照明或噪声等不喜欢的感官因素；最后，不要忘记虐待等可能性。

有时，无法在行为发生时确定行为改变的触发因素，但一旦发生，在没有干预的情况下，行为可能会一直持续下去。

（二）可以尝试哪些治疗策略？

需要对前面列出的所有领域进行彻底的评估，并根据情况进行诊断和治疗。行为的功能分析有助于识别触发因素并制订可能的治疗策略。治疗症状的优先顺序很重要：关键目标是使他的睡眠模式正常化并降低焦虑水平，反过来又会减少他的强迫行为。

（三）在这种情况下，药物的作用是什么？

睡眠：应首先尝试通过行为干预和实施睡眠卫生措施改变睡眠模式。同时，一个疗程的褪黑素可能会有所帮助，治疗时间会根据行为措施逐渐提前。

焦虑：焦虑治疗和采用荡秋千、蹦床等策略的使用，可能对减轻焦虑有很大的帮助，不应该因为布莱恩的年龄而忽略此方法。如果这种干扰与焦虑有关，使用 SSRI 可能非常有助于改善焦虑水平并改善睡眠。如果症状符合，并且SSRI 治疗不成功，也可以考虑使用利培酮。但临床医师必须注意相关的潜在健康风险，并定期检查是否需要继续治疗。

八、注意缺陷多动障碍

克莱尔（Clare），19 岁，患有中度 ID 和 ADHD。她在 11 岁时被诊断出患有 ADHD，几年来一直在服用哌甲酯的缓释制剂。早在 6 个月前，她从家里搬到支持性居住地，之后出现行为恶化，增加了剂量。

克莱尔的护理人员要求及提早复查，因为克莱尔的情绪似乎相当低落，体重在减轻，睡眠也在恶化。

（一）预约期间你需要考虑什么？

克莱尔此时需要对身心健康进行全面审查。重要的是要了解她搬到支持性居住地的原因，她对过渡过程的理解，以及安置是否满足她的需求。你还需要了解她与以前的住处、家人、学校和活动的联系方面的情感需求，因为她的生活可能发生了多重变化，其中一些变化可能是重大损失。过渡期间症状恶化的时间和细节对了解任何触发恶化的因素非常有帮助。是否有任何明确的证据表明这确实是多动症症状的增加，或者是克莱尔在生活变化期间的痛苦和困难行为的发作？确定她在恶化期间是否有身体健康问题也将有所帮助，身体健康问题可能导致她没有服用正确剂量的哌甲酯，如呕吐。或者确实在过渡期间服用的剂量正确。还需要评估过渡期间药物增加的影响。重要的是要明确情绪低落、体重减轻和睡眠不佳的发病时间。

（二）这种恶化是否继发于她的哌甲酯治疗？

过渡期的恶化和她最近的情绪低落、体重减轻和睡眠障碍可能都是继发于哌甲酯。食欲下降导致体重减轻是哌甲酯的常见不良反应。食欲下降通常持续一段时间，在这段时间药物能有效减轻 ADHD 的症状。如果在早餐时服用缓释药物，人的食欲通常会在下午晚些时候或傍晚有所改善。因此明确他们何时有食欲，有助于明确体重减轻是否是由于药物引起的食欲抑制。在用兴奋剂或托莫西汀治疗多动症的早期或晚期可能会出现情绪低落。因此，每次给药时都必须主观和客观地检查情绪。睡眠障碍是兴奋剂药物常见的不良反应，通常会导致入睡困难，但也可能导致睡眠时间缩短。

（三）目前有哪些治疗选择？

对身心健康问题和心理环境问题的复查应明确治疗计划。一种可能的假设是，行为障碍是由于过渡阶段和哌甲酯剂量不必要地增加所致。增加的药物随后引起了一系列不良反应，表现为情绪低落、体重减轻和睡眠障碍。治疗方法是将剂量降低到以前的水平，然后重新评估克莱尔是否有所改善。另一种解释是兴奋剂药物导致情绪低落和抑郁症状的隐匿发作，导致了过渡期间产生痛苦和破坏性行为，然后这些行为由于哌甲酯剂量的增加而加剧。同样，治疗计划中将减少这种药物，然后重新评估以考虑是否停用。如果仍需要 ADHD 药物，则选择替代药物来治疗 ADHD 症状。

总而言之，如果在 ADHD 治疗的情况下出现抑郁症状，通常建议减少或停用 ADHD 药物，然后重新评估症状。

九、攻击性行为

艾米（Amy），48 岁，是一名中度 ID 女性患者，她多次对工作人员和其他 ID 患者进行了袭击，之后她被送入当地住院病房。她与年迈的母亲一起住在日间托管中心。日间托管中心首先报告了这一行为。然而，在进一步调查后，她的母亲透露，自从艾米的父亲 18 个月前去世以来，这种行为一直在持续，艾米母亲手臂上有许多瘀伤。然而，她表示她的女儿从未想过要伤害她。艾米在个人护理方面一直"非常困难"。

入院时，医护人员发现艾米不爱干净。她拒绝同随身携带的一袋撕破的文件分开，花费数小时重新整理文件。她的交流主要由重复的短语组成。艾米喜欢独自坐着，很显然，她讨厌身体接触和大声喧哗。

（一）她需要什么评估？

详细的病史，包括当前功能、生物学症状、症状持续时间、当前情绪状态、攻击性触发因素，以及对他人和自我的风险；ABC 模式或不同环境下行为或观察的功能分析；对包括血液在内的器质性原因进行体检和调查；关于艾米妈妈的需求或健康的信息。

（二）有哪些诊断可能性？

身体原因，如甲状腺功能减退或甲状腺功能亢进、正常的丧亲反应、病理性悲伤反应、抑郁、精神病、担心妈妈、虐待、药物引起的医源性和行为障碍或习得性行为。

（三）你会考虑哪些治疗方案？

心理或行为策略是第一选择，包括 CBT、愤怒管理，根据需要进行调整。
药物治疗是最后的手段，并且只能与其他策略结合使用，在权衡风险之后在必要的情况下使用。需要考虑药物对身体健康状况的影响，以及药物之间相互作用的可能性。如果患者没有决定的能力，请权衡患者的同意能力或遵循最佳利益流程。

（四）药物对此有作用吗？

见表 12-1。如果使用，请从低剂量开始并缓慢增加剂量。需要在增加剂量期间和之后定期密切监测。如果无效则停药，并考虑试用替代方案。没有首选药物。不过，考虑到利培酮是一种非典型抗精神病药，其通常被用为首选药物。

十、自伤行为

丽莎（Lisa）是一名 21 岁女性，患有轻度 ID。4 年前，由于她的父母难以控制她的行为，她搬进了寄宿家庭。由于具有挑战性行为，她目前无法参加家庭以外的日常活动。她的问题行为是攻击性行为（咬人、殴打他人、尖叫、喊叫）和自伤行为（SIB）（拍打脸、敲头、咬手腕）。

工作人员报告说丽莎现在出现明显的情绪波动和睡眠模式紊乱。他们还注意到丽莎的 SIB 在家人探访后和经前增加。丽莎现在处于危险之中。

（一）有哪些诊断可能性？

诊断可能性包括适应不良的学习行为、对环境变化的调整反应、社会文化问题（如对住宅变化和虐待的反应）、导致丽莎沮丧的沟通困难、身体健康障碍

（如牙痛、经前综合征、耳痛或便秘）和双相情感障碍（可能是快速循环）。

（二）可以尝试哪些治疗策略？

涉及身体和心理健康因素的全面评估是诊断这些疾病的关键。如果存在问题，则应根据情况对其进行处理。在评估潜在的行为、社会、交流和环境因素时，需要一段时间的观察和功能分析，以便得出诊断结论。

（三）你的首选药物是什么，为什么？

行为方法是减少不良行为的首选方法。然而，如果对行为方法的反应不持续或者只有部分反应，并且行为是高风险的，那么必须考虑药物治疗联合行为治疗（最后的手段）。攻击性的治疗已在第十二章中进行了讨论。SIB 的药物治疗应遵循梅斯和莫克的模型（表 13-1）。

十一、焦虑症

玛格丽特（Margaret）是一名 32 岁的女性，患中度至重度 ID，与家人同住，最近因激越和 SIB 增加而就诊。由于烦躁和激越较为严重，她不能参加日间活动。她还有头痛和背痛的症状。护理人员报告说，她仍然异常不安，无法专注于活动。

（一）你的鉴别诊断是什么？

（1）身体健康原因，包括甲状腺功能亢进、感染、偏头痛、PMS 等。此外，可能需要排除更严重的疾病，如继发性骨脑肿瘤。

（2）心理健康原因，包括抑郁症、双相情感障碍和焦虑症。

（3）社会或环境问题，如日间中心的变化导致焦虑增加。

（4）沟通困难。

（5）潜在发育障碍症状的恶化，如 ASD 和 ADHD 可以继发于上述任何一种问题或独立发生。

（二）需要进行哪些调查？

身体健康检查，包括适当的血液检查和神经影像学。

提供病史和临床表现。

对精神健康和发育障碍及社会、环境和沟通因素进行精神病学审查，并根据需要进行进一步的评估，如言语和语言治疗评估及行为观察。

（三）可以为玛格丽特提供哪些支持来帮助她传达她的症状？

由言语和语言治疗师进行评估并找到有效沟通方式非常重要。可以使用一些工具帮助沟通，如图片和照片。需要对员工进行下列教育：掌握玛格丽特的沟通方式，如何帮助玛格丽特理解，学会使用沟通的策略。

（四）如果玛格丽特出现焦虑症状，药物的作用是什么？

只有当玛格丽特的觉醒水平太高而无法进行心理治疗时，才需要药物治疗。治疗选择包括 SSRI、苯二氮䓬类药物、丁螺环酮和普萘洛尔，治疗选择应根据玛格丽特的症状特征进行调整，如选择主要针对身体焦虑症状的普萘洛尔。药物治疗的原则是使用 4 ~ 6 周后逐渐减量，有助于人的觉醒水平有时间充分降低以进行心理治疗。

十二、抑郁症

比阿特丽斯（Beatrice）是一名 55 岁的女性，患有中度 ID 和癫痫。她通常住在家里，ID 精神科团队正在日间照管中心对她的癫痫进行 6 个月的常规随访。她服用丙戊酸钠，癫痫发作得到很好控制。她的主要工作人员报告说，在过去的 3 个月里，比阿特丽斯在日常活动中表现出越来越多的不安、易怒和愤怒，这不像她的表现。在过去的 6 周里，她一直待在一个临时的休息设施中，并且在过去的 3 周里一直蓬头垢面，散发着体味。在与机构的临时员工交谈时，很明显，比阿特丽斯一直不愿意接受个人护理，要求她洗澡时，她会尖叫并表现得很激动。工作人员一直不愿意去处理这个问题。他们报告说，4 个月前，比阿特丽斯的父亲洗澡时因心脏病发作去世，后来比阿特丽斯和她的妈妈发现了他。

在接受询问时，比阿特丽斯照常吃饭和睡觉，并继续像往常一样在早上准备参加她的日常活动。

（一）你的鉴别诊断是什么？

比阿特丽斯很可能正在经历父亲去世的丧亲反应，需要探究她对所发生的事情的理解程度及她未来的计划。同样，她可能出现抑郁发作伴有严重精神病特征。虽然食欲和睡眠正常，但这可能是由于同时进行着丙戊酸钠治疗，改变了抑郁症的表现。比阿特丽斯可能会继续参加日间活动，因为这是她日常活动的一部分。为了强调兴趣的变化，找出社交退缩的证据，询问她对活动的享受、参与程度以及询问工作人员、其他服务使用者很重要。另外，她失去父亲的同时还失去了其他东西：搬出家门，与爸爸妈妈分开。比阿特丽斯可能正在处于痴呆症的早期阶段，将她与熟悉的环境和坚强后盾分开会使这些困难加重。另一个可能性是创伤后应激障碍（PTSD），是在她发现了父亲死亡的现场而引发的，这可以解释她不愿洗澡的原因。进一步考虑的是她被安置在临时收容所相关的社交、沟通或环境问题。对比阿特丽斯来说，适应新的环境可能很困难，尤其是如果她除了 ID 和癫痫之外还有 ASD 或其他特征。新环境中的工作人员可能难以与她沟通，工作人员加强对她需求的理解，找到与她沟通和治疗的方式，特别是要注意任何暗示虐待的迹象或症状。研究比阿特丽斯癫痫及其治疗的影响也很重要，包括她对药物的依从性和任何突破性癫痫发作的证据，同时考虑任何潜在身体状况，如可能需要治疗的贫血和甲状腺功能减退。

（二）如果比阿特丽斯患有抑郁症，可以尝试哪些治疗策略？

首先应考虑适当调整的认知行为疗法（CBT）。但是，如果疗效不明显或比阿特丽斯无法参与，则应考虑首先使用 SSRI 进行药物治疗。

（三）抑郁症药物治疗对比阿特丽斯癫痫的潜在影响是什么，应该如何处理？

开始药物治疗时应谨慎，因为可能会影响癫痫发作阈值。可以从《莫兹利处方指南》等文件中寻求关于药物选择的建议。一般原则是从低剂量开始，慢慢增加剂量，并确保护理人员了解潜在风险，以及出现问题时应采取的措施。

十三、双相情感障碍

法蒂玛（Fatima）是一名 33 岁的女性，被诊断为中度 ID，且具有挑战性的行为。护理人员报告了她行为的一些诱因，包括月经紊乱、身体健康状况不佳（特别是反复尿路感染）和家庭住所的变化。在过去的 5 年里，她一直在接受利培酮治疗，并取得了初步疗效。但是，她的护理人员认为该药目前已失去疗效。根据你的要求，护理人员会保留几个月的详细行为记录，并在下次预约时带着它。该记录重点记录了与自伤行为和攻击性行为相关的激动、不安、易怒、睡眠和食欲下降的发作。该记录显示了这些症状与已报告的触发因素的关系。但是，其他事件没有明确的触发因素。

（一）诊断可能性有哪些？

在这里考虑潜在的 ASD 很重要：人的正常焦虑水平可能会被前面描述的其他因素推到无法忍受的程度。从心理健康的原因来看，最可能的解释是情绪障碍，接下来的挑战是弄清楚它到底是单相抑郁症还是双相情感障碍，如果是双相情感障碍，它是否在快速循环。仔细绘制症状图表对于找出存在的症状模式至关重要。为了突出任何环境因素的影响，并查看不同环境中症状的一致性，从其他环境（如日间服务）获取确诊报告和信息也很有用。出于同样的原因，可能还需要社区护士进行一系列观察。

还应考虑其他可能性，例如，对她现有的身体不适进行彻底的身体检查，并需要调查糖尿病等其他相关的身体原因；对不配合调查和治疗的担忧、对诊断结果掩盖以及对生活质量的价值判断，仍然可以阻止 ID 患者获得与普通人群相同的资源。

（二）有哪些治疗方案？

治疗将视具体情况而定。关于双相情感障碍的治疗选择，心境稳定剂将是首选（流程 16-1）。快速循环情感障碍在 ID 患者中可能比在普通人群中更常见，其治疗可能特别具有挑战性，并且通常需要使用两种药物（流程 16-3）。

（三）哪些因素会影响这位女士对心境稳定剂的选择？

药物选择不仅取决于疗效，还取决于患者的健康问题和配合调查的能力。含锂药物通常是首选。但本例患者因随访依从性差，且有复发性尿路感染史（锂离子通过肾脏排出），不适合用含锂药物治疗，故改用丙戊酸钠治疗，效果良好。

十四、精神分裂症

查尔斯（Charles）是一名患轻度 ID 的男性，25 岁。在过去的 7 年里，他一直宅在家中。他在一般情况下很开心，可以独立旅行。他有口吃，但可以通过其他方式进行合理的沟通。

最近，查尔斯与工作人员接触时容易被激怒，沉默寡言，而且他的吸烟量也大大增加。几日后，他开始整夜坐在休息室里看电影，把音量开得很大。随后，他开始出现攻击性行为，工作人员观察到他似乎正在和一个看不见的刺激物说话。他的母亲有"心理健康问题"的病史。查尔斯曾"误入歧途"并吸过大麻，但他否认目前吸大麻。全科医师将他转介到 ID 精神病学服务机构做进一步评估。

（一）诊断的可能性是什么？

在排除身体健康问题和环境问题后，诊断的可能性包括：

（1）药物引起的精神病——通过完整详细的病史采集和药物测试，寻找药物使用与症状发作之间的关联，护理人员的附带信息很重要。

（2）偏执型精神分裂症——从查尔斯母亲那里获取信息并检查他母亲的心理健康。查看精神病症状的完整病史，即听觉或视觉幻觉、被害妄想、思维干扰和控制妄想及任何被动现象。

（3）伴有精神病症状的抑郁发作——检查生活事件或环境变化，以及抑郁症家族史或任何心理健康问题，并检查精神病症状是否与情绪一致。

（4）轻躁狂发作——采集以前的心境障碍史，以及目前使用的任何抗抑郁药治疗，这些药物可能会导致情绪升高、情绪高涨和行为不受抑制，并伴有与情绪一致的精神病症状。

（二）在药物治疗方面有哪些选择？

如果诊断为精神病，则应在与患者和护理人员讨论不良反应和使用药物的原因后，开始使用非典型抗精神病药。在开始用药之前进行血常规和 ECG 检查是很重要的。需要在初始阶段、6 个月和每年记录 BMI 和腰围，作为新陈代谢监测的一部分。如果治疗依从性很差，则必须考虑使用长效药物。

（三）可以使用哪些其他治疗策略？

社会心理方面的治疗包括：
（1）对患者和护理人员进行疾病和治疗需求相关的教育。
（2）提高对人们使用非法药物的危险性及非法药物对心理健康的影响的认识。
（3）依从性疗法。
（4）评估可用的社会支持并在需要时提供进一步的支持。
（5）识别精神病的早期预警信号，并制订良好的应急计划来控制复发。
（6）提高对抗精神病药长短期不良反应的认识。

十五、酒精

一位患有轻度 ID 的 56 岁女士被她的成年儿子送到当地 ID 服务机构照料。多年来，她一直大量饮酒，尽管多次住院戒酒，但她戒酒的时间从未超过几个月或也从未完全投入治疗。她过去经历过戒断性癫痫发作，并且多次因家庭暴力导致头部受伤而入院。她一直说她想继续喝酒。她的儿子报告说，她越来越健忘，并且自理能力和生活能力逐渐恶化。她的体重也减轻了。

（一）有哪些诊断可能性？

韦尼克 - 科尔萨科夫综合征、遗忘综合征、非特异性痴呆、酒精所致痴呆、抑郁症、谵妄和颅内出血（如硬膜下血肿），其他潜在的身体疾病，如肝衰竭、感染（如结核病）或肿瘤或贫血。

（二）可以尝试哪些治疗策略？

考虑入院和戒酒。开始吃维生素。进行全面的身体检查（包括神经系统和肝衰竭的迹象），包括血液检查、ECG 和头部 CT 扫描。评估精神状态，包括评估认知和记忆。转诊神经精神病专科进行治疗检查。治疗取决于诊断，但为了帮助她解决记忆缺陷，恢复日常生活能力，需要从日常生活活动和认知策略中给予她更多支持。评估她是否有能力决定是否继续饮酒以及她住在哪里。让她远离喝酒的环境和酒友将有助于她戒酒。如果不能实现，考虑让她住进禁酒机构中。

（三）在这种情况下，药物的作用是什么？

她有患韦尼克－科尔萨科夫综合征的风险，而且依赖于饮酒，所以应该给她服用多种维生素，如肌内注射 3 ~ 5 日的高效帕布里奈（Pabrinex，一种复合维生素 B 制剂），然后再口服维生素 B_1 和维生素 B。如果她患上了韦尼克－科尔萨科夫综合征，她应该被转移到医疗病房，并给予静脉帕布里奈。如果她出现戒断发作，给她服用地西泮。如果癫痫持续发作，请考虑转诊给专家以获取重新使用抗癫痫药的建议。预防酒精复发的药物对她可能作用不大（阿坎酸没有效果，因为她没有动力；双硫仑有风险，因为她没有自控能力，她可能在没有意识到影响的情况下喝酒；而纳曲酮只有短期的效果）。因为所有的抗抑郁药都是通过肝脏代谢的，所以如果她患有抑郁症，首先尝试心理和社会疗法。如果她确实需要抗抑郁药，开小剂量的处方，监测肝功能，并与心理健康药剂师讨论。

十六、人格障碍

詹姆斯（James）是一名 26 岁的男性，患有轻度的 ID。他的问题始于童年后期。尽管怀疑他是 ADHD，但没有得到明确的诊断。作为一个年轻人，他的行为问题包括对人和财产的严重攻击。他对挫折的耐受性非常差，会不假思索地采取行动，有指责他人的行为，滥用酒精和非法药物，偷窃或沉迷于类似的反社会行为。詹姆斯有很多女朋友，通常是比他能力差的人，而且在争吵后他很容易对她们施暴。他感到压力时，他会听到一些声音。这种情况会持续 1 ~ 2 周，在此期间，他非常不安，忽视个人护理。

（一）有哪些鉴别诊断？

可能性包括反社会人格障碍、边缘性人格障碍、ADHD、抑郁症和精神病（可能是压力和药物或是压力或药物引起的）。

（二）应该先对哪些症状进行治疗？

鉴于攻击行为的高风险性质，应优先考虑治疗攻击行为。考虑到酒精和药物滥用对控制冲动的影响，以及对詹姆斯的身心健康的潜在长期伤害，应该首先解决酒精和药物滥用问题。

（三）你选择的药物组合是什么？

治疗詹姆斯攻击性的药物选择将取决于这种行为的病因（如情感攻击与掠夺性攻击，见流程 19-1）。精神病症状的治疗（第十七章）和酒精／药物的使用（第十八章）的治疗将根据相关情况或章节进行。

（四）应如何逐渐增加药物剂量以最好地控制詹姆斯的病情？

药物只能与其他方法结合使用，如愤怒管理、药物和酒精滥用的控制。

药物使用的原则是低而慢，一次只引入一种药物，并增逐渐增加到最佳剂量。评估治疗的依从性很重要，例如，确保药物的服用受到监督，并随机检查尿液，以确保持续使用药物的必要性。

参考文献

Bargiota A, Diamanti-Kandarakis E (2012) The effects of old, new and emerging medicines on metabolic aberrations in PCOS. Therapeutic Advances in Endocrinology and Metabolism 3(1): 27–47.

附表 本指南中提到的综合征概述

综合征	发病率	病因学/遗传学	ID的严重程度	主要特征
艾卡尔迪综合征（Aicardi syndrome）	到1997年有200例	X连锁显性遗传	重度	胼胝体发育不全、严重的视觉缺陷（视网膜脉络膜缺损）、骨骼异常（特别是肋骨和脊柱）。通常在婴儿期出现渐进性病程，伴有精神运动迟缓、脊柱后侧凸，视力下降，通常在成年早期死亡
快乐木偶综合征（Angelman syndrome）	1:15 000	缺乏母源15q11-13	重度	以严重的智力和发育障碍为特征的神经遗传病，包括言语迟缓、睡眠障碍，癫痫发作，动作不稳（尤其是手），经常大笑或微笑，通常举止愉快
阿姆斯特丹型侏儒征（Cornelia de Lange syndrome）	1:40 000 ~ 1:100 000	不确定：大多数为散发病例	中度/重度	典型面容（上翘的鼻子、前倾的鼻孔，拱形的眉毛，长睫毛、月牙形嘴，长人中、高腭，小颌）、四肢异常，因胃食管反流而导致发育迟缓（可能导致吸入性肺炎和死亡）。行为类似孤独症，尤其是刻板行为。语言能力有限：只说几个词，身材矮小。自伤行为，睾丸萎缩，眼睛异常
唐氏综合征（Down syndrome）	1:600	21-三体综合征	轻度/中度	典型的面容（眼睛向上向外倾斜、鼻梁宽）、身材矮小，反射亢进，胃肠道松和先天性心脏病。儿童期的肌张力低下随着年龄的增长而变得不明显。婴儿期的发育不良，到3岁后变为易肥胖体质。听力障碍很常见。语言/言语障碍与ID水平无关。35岁后会有阿尔茨海默病
脆性X染色体综合征（fragile X syndrome）	1:1 000 ~ 1:2 600 男性	远端臂Xq27.3，与FMR-1基因相关	轻度/中度	FMR蛋白的缺乏会延迟神经细胞的发育。女性患者表现出的ID比男性更轻，且恶化速度更慢。典型面容（大头畸形、长脸、大而突出的耳朵）。结缔组织松弛可能导致心脏缺陷和感染。类似孤独症的行为，社交焦虑，会被各种压力和环境变化干扰
伦诺克斯-加斯托综合征（Lennox-Gastaut syndrome）	1:1 000 000	不确定	中度/重度	多见于男性。兼有全身性癫痫发作（非典型失神发作、强直性发作、失张力发作、肌阵挛性发作；发作间期脑电图显示出弥漫性慢（2~3Hz）波峰与波活动，伴随着强直阵发性快速活动（10Hz）；智力发育迟缓，通常是进行性ID

附　录

（续表 1）

综合征	发病率	病因学/遗传学	ID 的严重程度	主要特征
莱施－奈恩综合征（Lesch-Nyhan syndrome）	1：380 000	X 连锁隐性遗传	轻度/中度	先天性嘌呤代谢异常导致尿酸升高；未经治疗会导致严重的攻击性行为，自伤行为和痛风。极重度 ID 和自伤行为的风险与酶的缺乏程度有关。还有严重的运动障碍、肌张力障碍、生长迟缓、视力减退、不自主运动、肌张力减退和癫痫发作。因肾衰或呼吸系统衰竭或感染而过早死亡
苯丙酮尿症（Phenylketonuria, PKU）	1：5 000 ~ 1：14 000	常染色体隐性遗传	中度/重度	苯丙氨酸羟化酶的缺乏导致不能代谢苯丙氨酸。最初几周不含苯丙氨酸的饮食可预防 ID。饮食控制不充分可能导致情绪激动、坐立不安、意向性震颤和抽搐，会出现神经精神症状
普拉德－威利综合征（Prader-Willi syndrome）	1：10 000	60% ~ 70% 的人父源 15q11-13 异常	边缘性/中度	明显的肌张力减退、发育迟缓、性发育小、身材矮小、持续的皮肤搔抓。典型面容：额头突出，双颞部变窄，杏仁眼，三角形嘴，6 个月前，肌张力低下，喂养困难和嗜睡。后来的食欲过盛是由下丘脑异常引起的。精神和行为问题随着年龄的增长而增加
雷特综合征（Rett syndrome）	1：10 000 女性	远端臂 Xq28 的 75% 的 MECP2 突变	极重度	诊断标准：前 6 ~ 18 个月发育正常，头部生长速度减缓，语言功能丧失，刻板动作取代有目的的手部动作，无法行走或步态异常，躯干/四肢共济失调，遇到困难时加重。身体、社会、语言和适应性行为退化。呼吸异常
鲁宾斯坦－泰比综合征（Rubinstein-Taybi syndrome）	125 000 ~ 300 000 中有 1 人	常染色体显性遗传或新发的 CREBBP 基因突变	中度/重度	身材矮小，面部特征鲜明，拇指和第一脚趾宽，隐睾。该疾病的其他特征因人而异。其他特征可能包括眼睛异常，心脏和肾脏缺陷，牙齿问题和肥胖。患非癌性和癌性肿瘤、白血病和淋巴瘤的风险增加

（续表 2）

综合征	发病率	病因学/遗传学	ID 的严重程度	主要特征
史密斯－马盖尼斯综合征（Smith-Magenis syndrome）	1∶25 000	17p11.2染色体带部分/完全缺失	中度	多种先天性异常，听力/视力障碍，脊柱侧弯，睡眠障碍。典型面容：短头畸形，宽脸和宽鼻梁，中脸扁平，嘴巴朝下，丘比特弓形上唇，耳朵形状/位置异常，自伤行为，多动、攻击性、减退，需要成人一对一看护。甲状腺功能减退，免疫球蛋白缺乏症，先天性心脏病
斯德奇－韦伯综合征（Sturge-Weber syndrome）	不详	不确定；散发病例	60%的人有不同程度的ID	罕见的先天性疾病：单侧/双侧葡萄酒样痣（通常在三叉神经支配区），癫痫，偏瘫，精神障碍，眼部问题（眼压升高，青光眼/牛眼，视野缺损，脉络膜痣，虹膜缺损）。全身性癫痫发作：大多在出生后的第一年发生；发作后脑损伤可能会加重偏瘫或精神障碍
结节性硬化症（tuberous sclerosis）	1∶7 000	常染色体显性遗传 9q34.3 或 16p13.3	50%ID：重度/极重度	复杂的非退行性、神经皮肤多系统疾病：症状/严重程度不同。硬化的管状结构缺损；典型的组织结构缺损，瘤形成，面部血管纤维瘤。50%的人有ID。75%的人发展为癫痫。50%有类似孤独症的行为和/或ADHD（与ID的程度无关）。有大脑和肾脏病变的死亡率最高
婴儿痉挛症（West syndrome）	取决于原因	各种先天性脑畸形	重度	婴儿痉挛－颈部、躯干和四肢（truckand links）的屈肌（敬礼样）和伸肌阵挛性痉挛，高节律失常的脑电图，重度ID，发病<1年。常见病因：唐氏综合征，白质营养不良，结节性硬化症，遗传代谢缺陷，产前感染，围生期缺氧
威廉姆斯综合征（Williams syndrome）	1∶7 500	7q11.23基因缺失	轻度/中度	一种进行性多系统综合征，具有精灵般的面容；主动脉瓣上狭窄；ID伴有严重的视觉空间/运动障碍，听觉过敏。高钙血症，尤其是在婴儿期。心血管特征，如高血压，动脉狭窄，二尖瓣脱垂，脊柱后凸，脊柱侧弯等和关节挛缩。泌尿和胃肠道问题，如便秘，奇怪的认知和/性格特征，相对于他们的智商来说，有很强的语言能力

图书在版编目（ＣＩＰ）数据

弗里斯智力障碍处方指南 ： 第 3 版 ／（英）萨比亚萨奇·鲍米克等著 ；
王瑾，王春晖主译. — 长沙 ： 湖南科学技术出版社，2024.1
（国际临床经典指南系列丛书）
ISBN 978-7-5710-2300-3

Ⅰ．①弗… Ⅱ．①萨… ②王… ③王… Ⅲ．①智力障碍－处方－指南
Ⅳ．①R394-62

中国国家版本馆 CIP 数据核字(2023)第 120977 号

Title: The Frith Prescribing Guidelines for People with Intellectual Disability, Third edition by Sabyasachi
Bhaumik, Satheesh Kumar Gangadharan, David Branford and Mary Barrett,ISBN: 9781118897201
Copyright ' 2015 John Wiley & Sons Ltd.
All Rights Reserved. This translation published under license. Authorized translation from the English
language edition,
Published by John Wiley & Sons. No part of this book may be reproduced in any form without the written
permission of the original copyrights holder.
Copies of this book sold without a Wiley sticker on the cover are unauthorized and illegal.

国际临床经典指南系列丛书
FULISI ZHILI ZHANG'AI CHUFANG ZHINAN DI－SAN BAN
弗里斯智力障碍处方指南 第 3 版
著　者：[英] 萨比亚萨奇·鲍米克　　[英] 大卫·布兰福德
　　　　[英] 玛丽·巴雷特　　[英] 萨蒂什·库马尔·甘加德兰
主　译：王　瑾　王春晖
出 版 人：潘晓山
出版统筹：张忠丽
责任编辑：李　忠
特约编辑：王超萍
出版发行：湖南科学技术出版社
社　　址：长沙市芙蓉中路一段 416 号泊富国际金融中心
网　　址：http://www.hnstp.com
湖南科学技术出版社天猫旗舰店网址：http://hnkjcbs.tmall.com
邮购联系：0731-84375808
印　　刷：长沙艺铖印刷包装有限公司（印装质量问题请直接与本厂联系）
厂　　址：长沙市宁乡高新区金洲南路 350 号亮之星工业园
邮　　编：410604
版　　次：2024 年 1 月第 1 版
印　　次：2024 年 1 月第 1 次印刷
开　　本：710mm×1000mm　1/16
印　　张：15
字　　数：289 千字
书　　号：ISBN 978-7-5710-2300-3
定　　价：125.00 元
（版权所有·翻印必究）